U0307321

远程眼科学

主　　编　李建军　徐　亮

编　　者　（按姓氏拼音排序）

安　莹　陈长喜　董　冰　李　然　李　杨　李建军

梁庆丰　刘丽娟　马　奕　马英楠　毛　羽　彭晓燕

王　爽　王　鑫　徐　捷　徐　亮　杨　桦　游启生

曾惠阳　张　莉

编者单位　首都医科大学附属北京同仁医院　北京市眼科研究所

人民卫生出版社

图书在版编目（CIP）数据

远程眼科学/李建军，徐亮主编. —北京：人民卫生出版社，2016

ISBN 978-7-117-22255-6

Ⅰ.①远… Ⅱ.①李…②徐… Ⅲ.①远程医学–眼科学 Ⅳ.①R77

中国版本图书馆CIP数据核字（2016）第102781号

人卫智网	www.ipmph.com	医学教育、学术、考试、健康，购书智慧智能综合服务平台
人卫官网	www.pmph.com	人卫官方资讯发布平台

远程眼科学

主　　编：李建军　徐　亮
出版发行：人民卫生出版社（中继线 010-59780011）
地　　址：北京市朝阳区潘家园南里 19 号
邮　　编：100021
E - mail：pmph @ pmph.com
购书热线：010-59787592　010-59787584　010-65264830
印　　刷：北京盛通印刷股份有限公司
经　　销：新华书店
开　　本：787 × 1092　1/16　　印张：15
字　　数：365 千字
版　　次：2016 年 7 月第 1 版　2016 年 7 月第 1 版第 1 次印刷
标准书号：ISBN 978-7-117-22255-6/R・22256
定　　价：120.00 元

打击盗版举报电话：010-59787491　E-mail：WQ @ pmph.com
（凡属印装质量问题请与本社市场营销中心联系退换）

前　言

　　2015 年"互联网＋(Internet Plus)"被确定为国家的一项发展战略。"互联网＋"的实质是传统产业的在线化、数据化，针对医学界而言，就是将互联网进一步深化地融入医疗服务中，打造医疗服务的新模式。互联网医疗(online medical services)包括以互联网为载体和技术手段的健康教育、医疗信息查询、电子健康档案、疾病风险评估、在线疾病咨询、电子处方、远程会诊及远程治疗与康复等多种形式的服务。为促进互联网医疗的发展，国务院近年来出台了一系列相关的政策文件。2014 年，美国互联网医疗融资 30 亿美元，中国互联网医疗融资近 7 亿美元。进入数据时代后，传统医学模式发生了巨大的改变，譬如生理学数据由可穿戴产品记录，生物学数据可由基因测序表达，解剖学数据由先进影像展现。远程医疗是互联网医疗的重要组成部分，它是对就医方式的一种重构。远程眼科属于新兴学科，起步于 20 世纪 90 年代，其发展与网络信息技术的发展紧密相关。

　　但是，传统观念对远程医疗这一新生事物仍持有怀疑的态度，譬如存在着远程医疗只能做远程咨询，不能做远程会诊等偏见。通常临床诊断多以临床检查的结果为依据，在某种程度上根据可靠性强弱对临床检查进行排序，依次为：影像检查、体液样本检测和凭经验的体格检查。眼科的临床诊断很大程度上依赖于影像学检查，这是实现远程眼科医疗服务的重要保证。眼底结构呈弧形平面，标准的眼底照相包括了视神经、黄斑区及后极部的视网膜，因此可以显示常见的眼底病、青光眼和视神经的病变等。而外眼结构复杂，很难用标准的影像显示不同层次的各种病变，所以远程眼科医疗主要以远程眼底影像会诊为主。目前国外对此领域的研究成果主要包括 2006 年出版的《远程眼科》(Tele-Ophthalmology)和 2012 年出版的《远程眼底病变筛查》(Digital Teleretinal Screening)。国内远程眼科起步于 21 世纪初，北京同仁医院、北京市眼科研究所是较早开展远程眼科研究与试点的单位之一。

　　远程眼科学可促进跨学科的发展及合作，通过检测眼底可以早期地、无创地发现高血糖、高血压和高血脂的器官并发症，还可以评估抗凝药物的个体耐受性，促进全身性慢病的防治。开展远程眼科医疗不仅需要制订常见眼病的诊断流程及标准，还需要探索高效的、多方整合的、重构价值链的服务模式及运营机制，另外还需要得到医保、商保在效益、质量方面的评估及认可。国外许多高效益的医疗健康服务包得到了医保、商保的报销补偿。作为服务质量可评估、可监控的远程眼科医疗的顺利实施也必须得到我国患者、医保部门的认可，这也是远程眼科健康、持续发展的关键。

　　依据国内外的一些资料，我们在多年来远程眼科学大量研究及实践的基础上编撰了此本专著，其目的是建立远程眼科医疗的流程规范及服务标准，试图说明哪些眼病的远程诊断与面对面诊断的效果是一致的，哪些眼病的远程诊断还存在缺陷，并且应该如何弥补这些缺陷等。本书以大量远程眼科实践中积累的图像尤其是眼底图像资料为特点,突出强调了远程眼科实践中眼底图像的采集标准、质量缺陷及其避免方法,为广大读者及远程眼科爱好者提供了翔实的参考范例。本书在内容上包括 13 章,前 2 章为总论,论述了远程眼科的流程与影像标准及质量控制;第 3~13 章为各论,主要论述了远程眼科中具有优势的一些眼病的筛查方法及影像诊断标准。

远程眼科学是一个新兴的、多方融合的领域,拥有巨大的发展及创新空间。我们衷心感谢远程眼科实践中众多基层医疗单位和广大患者的积极参与,广大边远地区就医患者的需求鼓舞和坚定了我们进一步做好远程眼科的信心与决心。在此还要感谢科技部现代服务业项目专家组以及国家科技支撑计划课题"远程眼科影像诊断标准、服务模式及应用示范"(2013BAH19F04)"对本书的大力支持,感谢北京市眼科研究所重点学科引领计划项目的资助。本书是国内第一部关于远程眼科学的专著,我们期待得到各方的关注与参与,共同谱写更加精彩的续篇。

徐　亮　李建军

2016 年 5 月于北京

目　录

第一章

远程眼科总论

第一节　远程眼科概况

眼科是以影像检测作为主要诊断手段的学科,因此远程医疗(telemedicine)中远程眼科(tele-ophthalmology)开展得较早,应用的案例项目较多。远程眼科国际上起步于20世纪90年代,而国内则起步于21世纪初,其发展与网络信息技术的发展紧密相关。

中国人口众多,幅员辽阔,各地眼科专科服务辐射范围及眼科医疗服务水平差异较大,因此国内近年来逐渐开展了一些远程眼科研究及医疗服务。北京同仁医院、北京市眼科研究所是较早开展远程眼科研究与试点、示范的单位。

远程眼科是将现代信息技术与数字化眼科检查相结合,一方医疗机构(通常为眼科技术薄弱的基层单位)远程获取患者的眼科影像检查资料及病历信息等,由另一方医疗机构(通常为眼科技术较强的上级单位)的眼科医师通过对传输的资料进行分析、判断,从而提供诊断与鉴别诊断的意见,并做出处理与治疗决策,指导基层医师及患者进行诊疗等。

远程眼科与面对面的传统诊疗方式相比,具有省时、省力、省钱的优势,即患者在本地医院接受检查及治疗,节省了因为长途奔波、异地寻医而耗费时间、精力、金钱。可远程接受眼科专家的咨询、诊断服务。患者每次就诊的资料都存储于云平台数据库系统,通过互联网等手段用密码登录后可方便地查询、下载,有利于会诊及转诊。并为以后随访提供客观依据。

眼球是可透视器官,从各种屈光间质(角膜、房水、晶状体、玻璃体)的混浊与形状改变,到眼底视网膜、脉络膜、视神经的改变,均可通过影像学检查进行客观记录,因此大多数眼病诊断均是基于眼科影像检查进行的,这样使得远程医疗中眼科较其他学科更具优势。眼底是全身唯一可无创、直视检查血管、神经的部位,通过眼底检查可发现、监测甚至预测系统性慢性病(如高血压、糖尿病、脑卒中、高脂血症等)的器官并发症。

目前获取眼科影像最常用的仪器是数码眼底照相机。其不但可获取眼底像,还可进行外眼及前节照相,且图像较小(几百Kb),便于进行存档与远程传输、下载调用。近年来数码眼底照相机有向轻便、便携发展的趋势。有研究采用智能手机进行眼底照相,但其图像清晰度及眼底显示范围有限。其他常用的远程眼科传输影像包括裂隙灯眼前节照相和相干光断层扫描成像(OCT)图像等,但受基层单位人员技术条件的限制,目前开展得并不普及。

除了通过台式计算机开展远程眼科服务外,近年来一些单位还通过其他移动终端如智能手机及平板电脑(如苹果iPad)采用微信及应用程序(APP)的形式进行远程眼科咨询、阅片甚至视频会诊等,但尚未形成规模,且受网络传输速度的影响较大。

国际上较为著名的与远程医疗相关的杂志有：①《远程医学与电子健康杂志》（*Telemedicine journal and e-health: the official journal of the American Telemedicine Association*，缩写：*Telemed J E Health*），1995 年创刊，2000 年之前称《远程医学杂志》（*Telemedicine journal*，缩写：*Telemed J*），系美国远程医疗协会的会刊，由美国 Mary Ann Liebert 公司出版发行，目前每年出版 10 期，网址：http://www.liebertonline.com/tmj。②《远程医学与远程保健杂志》（*Journal of telemedicine and telecare*，缩写：*J Telemed Telecare*），1995 年创刊，由英国皇家医学会出版社出版发行，2012 年底开始由 Sage 出版集团出版发行，目前每年出版 8 期，网址：http://jtt.sagepub.com/。③《国际电子健康与医学通讯杂志》（*International journal of e-health and medical communications*，缩写：*IJEHMC*），2000 年创刊，季刊，美国 IGI Global 集团出版发行，网址 http://www.igi-global.com/Bookstore/ TitleDetails.aspx?TitleId=1158。④《农村及远程健康》（*Rural and remote health*，缩写：*Rural Remote Health*），2001 年创刊，澳大利亚 Deakin 大学出版发行，季刊，网址：http://www.rrh.org.au。

国际上开展远程眼科研究较早、较多的眼病包括：糖尿病性视网膜病变、青光眼及早产儿视网膜病变。2016 年 2 月 13 日以 "diabetic retinopathy and telemedicine" 为主题词在 PubMed 数据库检索，文献数量达 219 篇；以 "glaucoma and telemedicine" 为主题词检索，文献数量 80 篇。

必须强调的是，远程医疗不能取代面对面的传统诊疗。远程眼科作为一种快捷方便的基础医疗方式，建立以影像为基础的、方便医患多方使用的云平台数据库，它更适合于常见眼病尤其是重要致盲性眼病（如白内障、青光眼、糖尿病性视网膜病变、黄斑病变等）的筛查、诊断，以及作为稳定期的系统性慢病诊疗尤其是慢病眼底并发症筛查与随访的重要手段，眼底检查结果能与其他科的检查结果相互印证，甚至更为客观、易于重复，利于获得更加准确的诊断结果及预后判断。对于疑难、复杂、重症性眼病的诊断，远程医疗则不具优势，但可作为一种重要的会诊平台。弘扬和发展远程眼科的目的并不是要替代传统诊疗服务，而是为传统诊疗增加了一个新的入口以及患者管理的途径，是对传统诊疗的有益的补充，使传统面对面眼科诊疗服务"锦上添花"。

第二节　远程眼科内容及流程

开展良好的远程眼科服务，需要基层医疗单位与远程眼科医疗中心进行有机的配合，其中连接两者的运营单位起着重要的作用。在多方管理与技术合作协议的基础上稳步开展。

目前的远程眼科在内容上包括筛查、会诊及存档三个方面。

一、远程眼科筛查

远程眼科筛查主要在缺少眼科的基层医疗单位及相关单位开展，如城市社区诊所与卫生服务中心、街道卫生院、健康体检中心、眼镜店等，农村的乡镇卫生院、乡村诊所等。有眼科的医疗单位也可参加。一直是远程眼科的主要内容，需求较大，也是远程眼科开展时间较长、运行较为成熟的内容。

流程：

（1）基层无眼科的医疗单位进行简单的视力检查（譬如用视力筛查卡）。有眼科的单位需查视力。眼底照相是基本检查,如眼底像不清楚,需增加外眼像。在无眼科的单位进行筛查的患者可不散瞳进行眼底照相;有眼科的单位,患者在瞳孔 <4.0mm、眼底像模糊时尽可能散瞳照相,散瞳前需要评估引起房角关闭、眼压升高的可能性。

(2) 阅片中心的阅片人员对基层上传的影像等资料评价质量及阅片,回答是否需要转、会诊。如需要转、会诊,可直接点击系统软件上的转诊、会诊,预约为相关眼科中心分专业的医师门诊;如不需要转诊,在阅片报告中告知是否需要复查眼底等影像及复查时间间隔。

哪些人需要眼底照相筛查?

除了许多眼病患者需要眼底照相检查外,实际上眼底照相可能是每一个人都需要的,因为眼底照相可对许多眼病及全身性疾病进行筛查。对下列人群需要特殊提醒:

(1) 40 岁以上的人:40 岁以上的人老化已经逐渐开始,全身性慢病(如高血压、糖尿病等)以及许多致盲性眼病如青光眼、白内障等的患病均与老化相关,随着年龄增长其患病率明显增加。此外,许多疾病的早期患者并无明显症状,譬如青光眼,通常在较严重阶段、视野出现明显缺损后出现症状才来医院就诊,由于其是不可逆性致盲性眼病,控制其进展在晚期患者较早期患者难度大、效果差、花费高。40 岁以上(每天持续工作 10 小时以上者),更应进行眼底检查,由于持续紧张状态对心血管系统产生影响,如眼底血管存在痉挛与缩窄性改变提示应适当休息,并加强检测血压、血糖、血脂等,以免发生缺血性心脏病、缺血性眼底血管疾病。40 岁以上的、一级亲属有患全身性慢病的人,更应进行眼底检查,许多全身性慢病具有遗传趋势,目前眼底检查正常为以后随访提供了基线资料,便于今后比较眼底的变化情况。

(2) 三高人群:中国目前糖尿病患者多达 9600 万,高血压患者超过 3 亿,高脂血症患者超过 1.6 亿。三高即高血压、高血脂、高血糖(包括糖尿病)者,一旦发现其中一项异常,即应眼底照相作为一次基线检查,以后定期复查眼底以监测其变化情况。眼底照相可以发现早期视网膜血管病变与视网膜病变,可作为早期干预效果的评价指标。高血压、糖尿病患病时间久的人尤其是血压、血糖控制不佳者,可发生高血压性视网膜病变与糖尿病性视网膜病变,病情较重者可致盲。眼底照相对于高血压性视网膜病变、糖尿病性视网膜病变的诊断、随访、指导治疗是必不可少的。国外一些研究显示,三高患者的眼底改变指标对于预测心脑血管并发症及预后有帮助。

(3) 肥胖及鼾症者:肥胖及鼾症者全身性慢病的发生概率较高,眼底照相检查有利于发现早期眼底血管性变化并进行干预。

(4) 父母高度近视者以及本人高度近视者:父母有高度近视者其子女从小就应定期眼底照相监测,因其以后发生高度近视的可能性明显增加,高度近视尤其是出现某些眼底异常(如大的视盘旁萎缩斑、黄斑区异常改变)的高度近视(即病理性近视)必须定期(每半年或一年)复查眼底,必要时还要配合相干光断层扫描成像(OCT)、眼压等检查。高度近视者发生青光眼、白内障、视网膜脱离、视网膜劈裂、黄斑区脉络膜新生血管形成等并发症的几率是无高度近视者的数倍,因此眼底照相并定期复查是非常重要的。

(5) 已怀孕的妇女:已怀孕的妇女尤其是高龄孕妇(35 岁以上者)建议在怀孕早期即眼底照相一次,以便在发生妊娠高血压症后通过比较眼底视网膜血管及视网膜的变化情况来对其进行适当的干预治疗。

(6) 青少年屈光不正:多数青少年屈光不正会随着用眼不当等环境因素以及遗传因素的影响,以及随着年龄增长而发生进展性变化。眼底视盘周围近视弧的变化可客观反映近视

3

眼的变化程度。因此青少年屈光不正患者除了验光等检查外,眼底照相基线检查并每年进行眼底追踪随访非常重要。远视眼尤其是高度远视眼患者的眼底通常存在视盘较小且颜色较红,随着年龄增长一些人可合并闭角型青光眼,如未得到早期诊治,视神经可发生青光眼性损害,因此对远视眼患者同样也需要进行眼底照相筛查。

(7)遗传性眼底病患者的亲属:遗传性眼底病的直系亲属应进行眼底照相筛查,以排除患有类似疾病的可能。

二、远程眼科会诊

主要在有眼科的医疗单位之间开展。

(一)阅片服务

主要是针对基层医院眼科较薄弱单位的需求,随着远程眼科开展时间延长、基层医院眼科诊疗水平的提高,对单纯阅片服务的需求会逐渐减少。阅片服务可实时进行或约定时限完

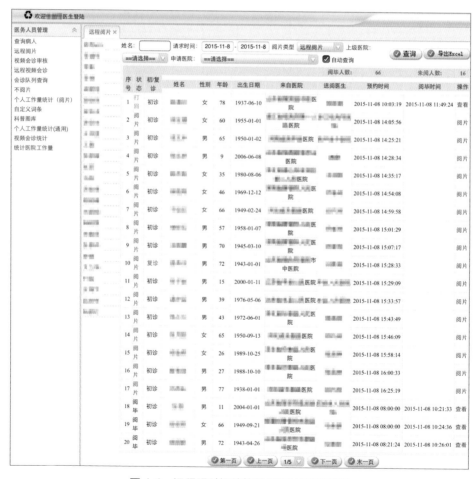

图 1-1 远程眼科阅片软件界面的患者列表

患者状态包括等待阅片(红色字体)、阅毕、打回(因传输的资料不全或存在严重质量缺陷而被阅片医师拒绝);复诊患者用红色标出;列表中还显示了患者的基层医院来源、传送阅片的医师、图像传送的时间、阅片完毕的时间等。此外还具有查询与患者资料导出功能

成。在开展规模较大、患者人数较多的远程眼科服务时,眼科阅片中心阅片人员可排班阅片。

流程:

(1) 患者在基层医院挂号及知情同意。

(2) 基层医院相关人员进行视力及相关检查,软件系统上填写患者资料(视力与主诉是必填项目)。

(3) 眼底照相和(或)外眼与眼前节照相,并上传资料至云平台。

(4) 远程阅片中心医师根据上传的资料对患者依次进行阅片,并书写阅片报告(图1-1~图1-4)。紧急患者可通过运营管理人员协调,提供绿色通道紧急阅片。

(5) 阅片报告通过系统软件网络传输,返回基层医院,基层医院相关人员通知患者,并对患者进行诊治处理。必要时申请视频会诊。

(二) 视频会诊服务

在有眼科的医疗单位之间开展,需求较大。需预约进行,提出申请后一般在1~7天内完成。远程医疗中心的眼科医师分专业参加视频会诊。视频会诊通常在阅片的基础上进行。

流程:

(1) 基层医院医师与患者协商后,由基层医院医师在软件系统上提出申请。

(2) 患者在基层医院挂号及知情同意。

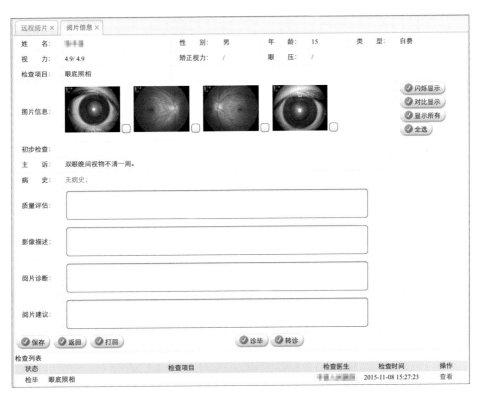

图1-2　对某一患者阅片时的软件操作界面

要求对传输的资料进行质量评估,对图像进行描述,初步的阅片诊断以及治疗与处理建议等。文字录入可打字,也可采用词条甚至自定义词条

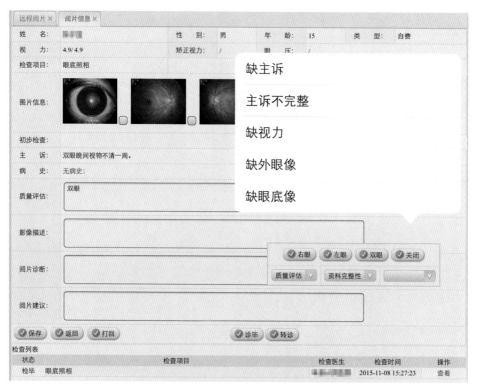

图 1-3 对某一患者阅片时的词条录入功能

在鼠标点击后出现三级词条菜单,该菜单可进行自定义

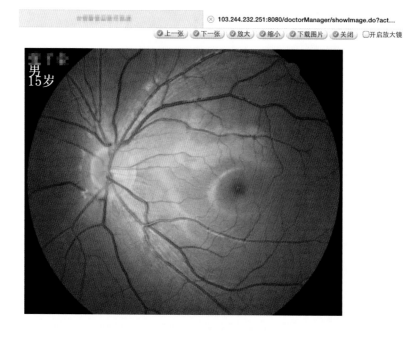

图 1-4 阅片软件的图像查看界面

可实现翻页、放大、缩小、图像下载、局部放大镜等功能

(3) 远程阅片中心协调员向相关专业医师预约,成功后在软件系统上通知基层医院医师;基层医院医师通知患者,并准备相关资料(图1-5)。

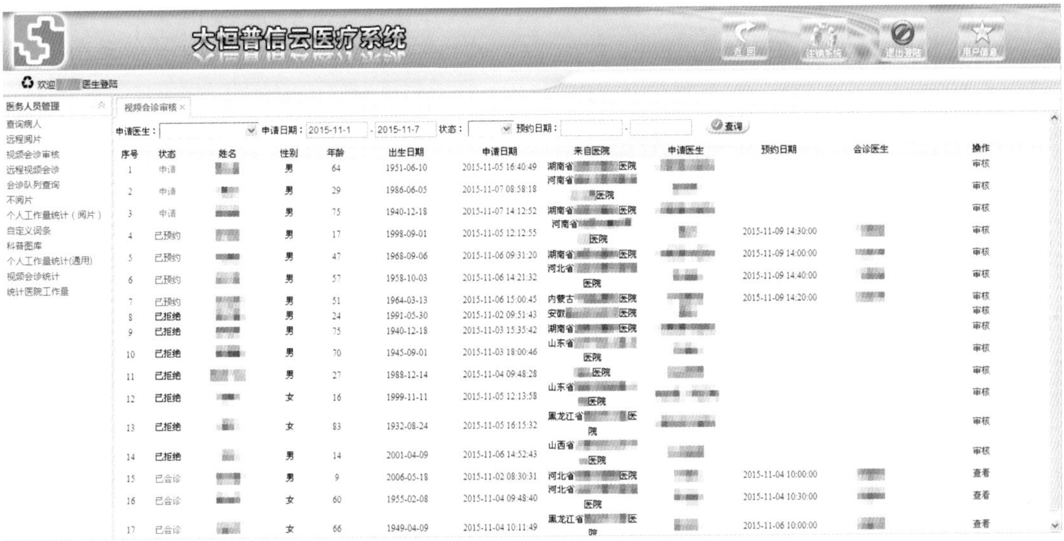

图 1-5 远程眼科视频会诊软件管理界面
该界面列表显示了视频会诊患者的总体情况

(4) 按预约时间视频会诊。参加人员:患者及家属、基层医院医师及协调员、远程会诊中心的医师及协调员。

(5) 视频会诊结束时,会诊中心的会诊医师在软件系统上填写会诊报告,并传送给该基层医院医师。基层医院医师根据会诊结果负责处理患者。

(三) 远程门诊服务

与视频会诊的区别是,会诊中心出门诊的医师每日排班远程咨询或会诊一定数量的基层医院患者,通常每半天为一个出诊单元。参加远程门诊的医师要求为主治医师及以上人员。开展远程眼科门诊的初期可粗略分为几个专业,譬如:①青光眼白内障为主;②眼底病为主;③外眼病为主;④眼肌、神经眼科与小儿眼科为主。如条件成熟,可完全与面对面门诊专业一致进行初诊。

流程:

(1) 患者在基层医院挂号及知情同意。

(2) 患者在基层医院就诊并进行必要的检查(如眼底照相等)。

(3) 基层医院医师(包括协调员)及患者(包括家属)、会诊中心的门诊医师(及协调员)共同上线,针对基层的检查结果视频交流。

(4) 会诊中心的门诊医师在软件系统上填写门诊报告,并传送给该基层医院医师。基层医院医师根据结果负责处理患者。

(5) 会诊中心的门诊医师(及协调员)在系统软件上切换到另一位患者(可能为不同的基层医院),再进行上述视频交流为主的诊疗服务。

三、远程眼科存档

远程眼科的基层单位医师能够自行阅片时,对其就诊的患者仅上传影像等资料至云平台数据库存档即可,会诊中心的医师不用进行远程阅片及会诊。上传资料存档的目的是将患者的资料作为个人健康档案存档,除患者自己通过密码登录查看外,主要目的是便于以后在该院或其他医院复查或会诊时调阅等,消除了患者自己保存资料存在的丢失、损坏等情况,同时也利于实现真正的区域协同医疗、分级诊疗。

第三节　远程眼科软硬件要求

基层单位与远程医疗中心适当的软件、硬件系统是开展远程眼科的必要条件。

一、基层单位硬件条件

基本条件:①数码眼底照相机一台;②医师诊室用计算机及相关外围设备如网卡、网络连接线、视频摄像头及语音通话设备;③眼底照相用计算机及相关外围设备如网卡、网络连接线;④互联网网络:医师诊室及眼底照相室能相互网络连通(可通过无线路由器),并均能以一定的速度进入互联网。

有条件的基层医疗单位,可配置 OCT 仪、具备数码照相功能的裂隙灯显微镜等设备,并能连接进入互联网。

二、基层单位软件条件

(1) 医师用电子病历系统:可存储、传输和检索、提取患者基本信息及图像信息,能向远程阅片中心传输患者的病历资料,并查看眼底像等图像资料及远程阅片结果。

(2) 检查室用电子病历系统:能获取眼底像等影像资料,能将图像压缩、注明压缩类型、压缩程度,传输应该符合国际通用的"医学数字成像与通信(Digital Imaging and Communications in Medicine,DICOM)"标准,保证数据的规范性、相互识别性;并能向远程阅片中心传输;能查看远程阅片结果。

安全防护:涉及患者个人信息,软件应具备足够的安全防护功能,以防泄露或丢失患者信息。

在北京同仁医院、北京市眼科研究所远程眼科项目中,远程眼科基层单位软件运行环境要求:①计算机(台式或笔记本)操作系统:目前要求下列两种系统之一:微软 Windows XP+Net Framework3.0 框架;Win7 系统(32 位或 64 位)。目前 Win8 能运行大恒普信软件系统,但眼底照相机(主要是佳能 CR-2 机型)不能在 Win8 运行。②带宽:要求在 2M 以上。

三、远程阅片及会诊中心的硬件条件

(1) 远程阅片用计算机一台或多台:能以一定的速度进入互联网。

(2) 远程视频会诊或远程门诊用计算机一台或多台:能以一定的速度进入互联网,保证视频交流的速度及画面、声音质量。

（3）相应的视频摄像头及语音通话设备。

四、远程阅片及会诊中心的软件条件

（1）远程阅片用电子病历系统：能查看基层医院传输来患者资料及影像，书写阅片报告，并进行相应的检索、查询。

（2）远程视频会诊或门诊用电子病历系统、视频软件：能查看基层医院传输来患者资料及影像，书写视频会诊或门诊报告，并进行相应的检索、查询。视频软件应方便医患交流，保证视频交流的速度及画面、声音质量。

在北京同仁医院、北京市眼科研究所远程眼科项目中，远程眼科阅片中心软件运行环境要求：①计算机（台式或笔记本）操作系统：目前要求下列两种系统之一：微软 Windows XP+Net Framework3.0 框架；Win7 系统（32 位或 64 位）。目前 Win8 能运行大恒普信软件系统。②IE 浏览器：IE8。③带宽：要求在 2M 以上。

第四节　远程眼科费用报销与劳务补偿

目前远程眼科社会需求较大，技术上并不存在很大的障碍，但远程眼科市场在我国尚未得到预期的蓬勃发展。在商业上，目前远程眼科市场份额在眼科医疗服务市场份额中所占的比例很小；在学术上，我国学者在远程眼科领域发表的文章零星可数。究其原因，远程眼科项目组织和运营不足是其关键。如何算好经济账，在远程眼科服务中提高成本效益，落实具体参与者的劳务补偿，提高患者、医疗与医技人员、组织管理者等各方积极性，是远程眼科研究的重点，也是当前远程眼科发展的瓶颈。下面阐述远程眼科项目运营中需考虑的几个基本经济问题以及简介美国远程医疗报销情况。

一、项目经费来源

鉴于医疗的公益属性和远程医疗尚处于研究发展阶段，远程眼科项目起初多依赖于研究基金支持，在中国主要是政府提供的课题经费，后期持续发展则需要依靠其他经费来源，如项目自身运营所得、民间投资和风险投资等。

近年来我国科技经费投入年增长超过 20%，2013 年首次突破国内生产总值（GDP）的 2%，达到 1.18 万亿元。远程眼科研究属于应用研究或试验发展类，后者是我国科技投入的重点。申请课题经费的关键是做好成本效益分析，充分说明远程眼科研究将产生良好的社会效益和经济效益，是值得投入科技经费的领域之一。学术产出如发表文章数量在此类课题的申请和评审中不是重点。此外，鉴于政府的科技投入重点正在从研究机构和高等院校向企业转移（2013 年企业、政府属研究机构、高等学校经费占全国经费总量的比重分别为 76.6%、15% 和 7.2%），在课题申请和实施中必须注重产学研结合。

远程眼科类课题不仅需要研究远程眼科的技术难点，如从信息技术角度研究眼科信息尤其是影像信息的获取、存储、传输、共享和信息安全，从医疗角度研究远程眼科诊疗的可靠性（如诊断的敏感性和特异性），与传统诊疗模式相比有哪些优点和局限性，更重要的是在课题资金资助期间，做好成本效益分析，摸索盈利模式，这是后期获得民间资本和风险投资从

而推动项目可持续发展的关键。如何在课题研究周期结束后继续应用和推广研究成果是重点和难点。欲推动远程眼科项目可持续发展,盈利模式研究是必要的。然而,仅靠眼科医师和信息技术人员很难做好盈利模式和成本效益分析这样的商业研究,在研究团队中引入专业的工商管理人员甚至和商学院合作开展研究有助于实现此目标。

二、项目运营中的成本效益分析

如上所述,做好成本效益分析是远程眼科项目研究的重点。成本效益分析需从几方面考虑:患者角度、相关业务人员、医院或组织方和社会角度。美国的经验中,加州远程糖尿病性视网膜病变筛查项目(Expanding Access to Diabetic Retinopathy Screening Initiative,EADRSI)的成本效益分析可总结为表1-1。由于国情不同,我国的远程眼科项目成本效益情况有所不同,可借鉴国外的经验,结合我国实际情况分析远程眼科项目运营中成本效益问题。

表1-1　美国加州远程糖尿病性视网膜病变筛查项目成本效益分析

参与方	成本	收益	长期效果
患者	筛查费、时间	眼健康	获益
业务人员	工作时间	阅片费、照相费	成本＝收益
医院/组织方	管理费、筛查相关成本如设备费、软件费等	项目经费、医保支付的费用、向患者收取的费用	成本＞收益
政府/社会	支付的项目经费、医保报销的费用	为将来治盲、支持盲人所节约的经济和社会成本	获益

(一)患者角度

患者的成本方面需要考虑患者支付的远程眼科诊疗费用,在效益分析时需要考虑通过数据远程传输而节省的交通费和误工费,传统就医方式中支付的挂号费、检查费和其他可能的间接费用比如异地就医产生的食宿费等,此外还需要考虑通过便利的远程就诊,及时诊治、避免疾病进一步发展所产生的更高额的诊疗费,如糖尿病性视网膜病变通过远程筛查而得到及时激光治疗而避免发展为严重的增殖型糖尿病性视网膜病变而必须支付的高额的玻璃体视网膜手术费;更进一步需要考虑患者通过及时远程诊治而保存了有用视力,从而通过工作创造的价值。患者积极参与是远程眼科项目可持续发展的关键,是否收费及所支付费用的高低无疑会影响其参与意愿。国外的经验表明向患者收费会降低患者的参与率。在加州远程糖尿病性视网膜病变筛查项目(Expanding Access to Diabetic Retinopathy Screening Initiative,EADRSI)中,大多数参与筛查的患者均无医疗保险,筛查结束后提供筛查方无法从保险公司报销筛查成本(包括人力、设备、管理等),因而对部分患者收费10~15美元,结果发现有些患者因为不愿支付筛查费而拒绝检查。为了提高筛查应答率,他们的策略是筛查项目初期由项目经费支付筛查成本,对参与者进行免费筛查,项目经费用完后的9个月里对参与者收取每例15美元的筛查费,之后申请到经费后又再次提供免费筛查。对比收费和不收费的筛查,收费阶段每日参与筛查人数比不收费阶段降低40%左右。应考虑到国内外的差异,美国社会诚信度较高,尤其在医疗领域,多数患者对医师有着绝对的信任,因而免费或降低费用可明显提高患者参与积极度;而我国的患者对远程眼科这种新兴项目在参与前会在心中打问号,适当收费并改善服务质量可降低患者疑虑,从而提高其积极性。此外,我国医疗资源紧缺,专科医疗资源尤其紧缺,患者在挂号难看病难情况下往往能接受一定收费。并且从项目可持续发展的角度,从免费或者低收费过渡到常规收费是实现远程项目自负盈亏、可持续发展的必由之路。使患者接受收费的关键在于提供高质量(不低于传统面对面诊疗)的远程眼病咨询服务(远程眼科主要解决诊断和指导治疗,落实治疗还需依靠传统的面对面服务),并且通过宣传使患者意识到这种服务模式方便、可靠、可大大节省看病支出。

(二) 相关业务人员

包括检查技术人员、远程会诊专家、提供信息技术支持的技术人员等。在考虑这些人力成本时,不仅要考虑到各类人员所支付的时间成本,更需要考虑到各自工作的技术和知识含量以及人力资源的稀缺性。以上三类人员中,支付时间成本最大的可能是检查技术员,而知识和技术含量最高的则是远程会诊专家,也是当前最稀缺的人力资源,因而所占的成本比例最大。在加州 EADRSI 项目中,每筛查一例支付检查技术员筛查费 7 美元,而阅片费则是一例 15 美元。国内有些单位在管理中存在重技术、轻知识的现象,应重视医师对此类项目的参与,可借鉴国外的成本核算和绩效考核方式。信息技术支持的人力成本多数以软件开发和维护的打包形式一次性支付即可。相关技术人员的收益直接体现为在为项目工作时所获劳务补偿,如阅片收入和照相收入等。在落实这些劳务补偿时要使得参与的医师和技术员获得的收入超过通过同等时间传统诊疗服务(如出诊)而获得的收入,考虑到远程医疗的高效性,这一点是完全可实现的。比如有经验的眼科专家可在半天时间独立完成 100 例远程阅片和咨询,而传统诊疗模式则很难在半天内完成如此大量的诊疗服务。

远程眼科的服务方式可分为非实时的存储 - 传输方式或实时视频或音频会诊方式;此两种方式的成本差异很大,后者成本要大得多。非实时服务中专家阅片会诊时间可自由安排,因而可利用周末等业余时间进行阅片会诊,这样支付的时间成本较低,并且收益为工作之外的额外收入,因而专家对收益的预期也较低,可较大程度节约成本。而实时会诊则需要占用专家的工作时间,需支付较大的成本才能吸引专家从预期收益较大的专门工作时间中抽出时间来参与会诊工作。欲良好地开展实时远程会诊或门诊服务,则需提前完善相关基本检查、网络连接等基本准备服务,最大限度提高专家的远程服务效率以摊薄时间成本。美国的医师属于高收入人群,远程眼科项目无法支付高额的实时会诊所需费用,目前多未开展远程会诊服务。

(三) 医院或组织方

医院或组织方的成本包括组织管理费、设备费和场地费。组织管理费主要用于覆盖管理人员在排班、会议、沟通等方面投入的时间和人力,以及项目相关的培训、宣传等费用。设备费是远程眼科项目中较大的一项成本,这一成本可以通过项目组织方以购买新设备(如眼底照相机、计算机、路由器等)或设备折旧方式进行核算,参与的医院无这些设备时,需由项目组织方购买并提供给医院使用,当这些医院有相关设备时则可由项目组织方以设备折旧的方式补贴给参与医院。由于远程眼科项目主要以整合基层医院或社区诊所的形式运行,因而多数情况下无需支付场地费,但出于项目发展需要有时需开设专门的远程眼科诊所,此时需考虑租赁场地所需支付的成本。医院或组织方所支付的成本根据远程眼科所筛查或服务的患者数量而不同,筛查或服务患者数量越大,则人均成本得以摊薄而越低。在考虑医院或项目组织方的收益时,除了考虑所获得的项目经费、向医保收取的费用和向患者收取的费用等直接收入外,还需考虑医院通过参与此项目而扩大的社会影响和潜在病员等间接收益,不过这些间接收益往往很难量化考核。

(四) 政府或社会

许多研究均表明远程眼科项目具有良好的成本效益,尤其用于糖尿病性视网膜病变筛查时,站在社会角度,其收益远远大于成本。政府或社会有可能是远程眼科项目最大受益方。政府在远程眼科项目中投入的成本仅为项目经费,而收益则是预防或治疗可预防盲和可治愈盲从而节省下的医疗支出和社会支出(可通过数学模型折算成货币量)。对于糖尿病性视网膜病变而言,远程眼科筛查的成本效益要高于传统的眼科诊所筛查模式;并且利用远程眼科平台系统、主动筛查的成本效益要优于被动等待患者前来的零星机会性筛查;筛查的患者量越大,成本效益越大。在加州的 EADRSI 项目中,应用 Markov 模型分析项目执行前 15 个月的数据,认为政府筛查每例患者所获得的收益是 2500 美元,同时指出,要想获得这些收益,筛查出的患者必须进行相应的随访治疗。由于有些患者在筛查出病变后未遵医嘱进行相应的后续随访和治疗,疾病未得到控制,而筛查成本则已消耗,因而降低了整体项目的成本效益。该项目在 2011 年结束时筛查了 5 万余人,理论上筛查每例患者所获得的收益高达 2781 美元,但由于部分患者未完成相应的随访治疗而减少了收益,最终计算的筛查收益为每例 768 美元,州政府通过此项目节约的费用为 3900 万美元,这与投入的项目经费 270 万美元相比成本效益是巨大的。

三、美国远程医疗报销情况简介

2010 年 3 月美国政府通过 PPACA(Patient Protection and Affordable Care Act)实施医改,其目标是增加受保人群,降低医疗成本,提高医疗质量。远程医疗正好迎合了医改这一目标,因为美国幅员辽阔,通过远程医疗可更及时地服务医生资源覆盖率较低的郊区居民,以及更好地追踪和管理出院患者以及慢病患者(在服药、复诊、生命体征监控等方面)以降低整个医疗系统费用总额。2012 年底美国远程医疗协会(American Telemedicine Association,ATA)努力游说国会通过远程医疗普及法案(Telehealth Promotion Act)。虽然此项法案至今仍未通过,但远程法在公共医疗保险和私人保险上的接受度正在越来越广。各州公共医疗保险(Medicare 和 Medicaid)对于远程医疗的报销等方面存在着差异,目前争议的主要是什么样的病患端(医院、诊所、郊区诊所、康复中心、病患办公室或家,等等)才适合报销,目前已有 25 个州对病患端没有提出细节限制,而其他州则有限制譬如病患端不可以是校医院、家里等。另外,各州公共医疗保险报销的差异性还体现在对辅助通信(电话、视频、软件、存储等)技术的认同差异,患者所处区域(城市还是郊区——是否属于医疗资源匮乏的边远地区)的差异,以及谁可以合法提供远程医疗服务(医生、护士、药剂师、心理咨询师、营养师等)等。公共医疗保险在各州的报销差异,体现了各州对如何合理利用远程医疗资源以及如何保障远程医疗服务质量的不同考虑。此外,有 20 多个州通过了远程医疗平等法(Telemedicine Parity Law),该法要求私人医疗保险提供与面对面门诊等同的远程医疗报销方案,但这 20 多个州的实际操作也不同,例如阿肯萨斯州要求在远程医疗之前医生和患者必须先有一次面对面的门诊。

美国远程医疗报销的主要项目涵盖了健康教育、体检或疾病排查、疗程治疗、在线分析、后续跟踪护理等。大多数的远程医疗是在沿袭已经存在的传统医疗编码(即 CPT 码和 HCPCS 码),针对远程医疗创建的新编码还很少。CPT 码即 current procedural terminology code set,是由美国医学会(American Medical Association,AMA)开发的一套医疗体系通用编码,每一项与医生服务相关的医药、手术或者诊断服务都通过相对应的编码来沟通于整个医疗体系中。HCPCS 码(gealthcare common procedure coding system)是相对于 CPT 码范围更广的由公共医疗保险服务中心(CMS)维护的医疗体系通用编码,它在 CPT 编码之上,还添加了与非医生(护理人员)服务、救护车服务、义肢器材等相对应的编码。以下含字母的为 HCPCS 编码,纯数字的为 CPT 编码。

病患端设施:Q3014

综合医疗咨询服务(办公室 / 办公室外):99201-99215

后续护理服务(医院 / 养老院):99231-99233,99307-99310

后续医院咨询:G0406-G0408

电话医疗咨询服务:99441,99442,99443

在线分析:99444

远程病理数据分析(例如分析心电图):99091

心理咨询和治疗(个人 / 家庭):90791,90792,90834,90836-90838,90845-90847

糖尿病患者自我护理培训(个人 / 团队):G0108-G0109

年度健康体检:G0438-G0439

眼科学 CPT 编码为:92002-92499。举例:

编码 92250:带有解释与给出报告的眼底照相。每例平均报销 60~70 美元,60% 用于图像采集(技术员),40% 用于结果解释(医生)。

编码 92227:检测眼底病(如糖尿病性视网膜病变)的远程图像获取(散瞳或不散瞳),在医生的监督下给出分析和报告。12~15 美元给技术员,医生为 0 美元。

编码 92228:用于活动性眼底病(如糖尿病性视网膜病变)的监测与治疗的远程图像获取(散瞳或不散瞳),同时有医生的评价、解释和出具报告。25~30 美元给技术员,10 美元给医生。

总之,远程眼科在医疗资源紧缺和分布不均的国家包括我国有巨大的需求和发展前景,其发展的关键在于组织和运营。远程眼科的收益主要在于节省患者和社会的医疗支出,这种节省的支出往往被各方低估而未得到充分认识。在项目设计和运行中从各方利益出发做好成本效益分析,合理收费、落实劳务补偿,从而调动各方积极性是保证远程眼科项目取得成功和可持续发展的关键。

第二章

远程眼科影像质量标准

　　远程资料传输及阅片是远程眼科服务中重要的环节与基础。目前采用最多的是数码眼底及外眼与眼前节照相。远程阅片是指基层医疗单位采集眼底等图像及收集患者基本信息，通过互联网及相应软件将其上传至远程服务器或云平台，远程阅片中心的眼科医师通过计算机或其他移动终端平台(如平板电脑或手机)观察眼底像等进行眼病或某些系统性疾病的筛查与诊断。

　　眼底照相机采集图像的质量好坏是决定远程眼科眼底像阅片诊断乃至视频会诊质量的基础。上传清晰的眼底与外眼图片对远程的阅片医师阅片结果起很大作用，患者就诊是想获得较为明确的诊断结果，上传图像存在质量缺陷将直接影响阅片报告的准确性，阅片者可能给出模棱两可的诊断与处理建议，可能使患者及家属对就诊医院产生质疑及不解。基层医院照相技术人员每天对自己上传患者返回的阅片报告(上面有照相质量评估内容)与患者检查图像进行仔细对比及揣摩分析，对改善照相质量常常起到事半功倍的效果。

第一节　远程眼科眼底像质量标准及阅片要求

　　眼底像传输及阅片诊断，除了需要规范操作流程、必要的技术操作培训及掌握质量标准外，对于远程眼底像阅片诊断也需有正确的认识。

一、单张眼底像的诊断价值

　　目前在眼科临床上的常规眼底数码照相以及远程眼科筛查时传输的眼底像多数是采用每眼一张后极部45°眼底像。该像可很好地显示视盘及其周围视网膜包括黄斑区的普通形态学改变，因此对于常见致盲性眼病如青光眼、糖尿病性视网膜病变、年龄相关性黄斑变性等的筛查及诊断起着极其重要的作用。既往"早期糖尿病视网膜病变治疗研究(Early Treatment Diabetic Retinopathy Study，ETDRS)"在进行糖尿病性视网膜病变临床及流行病学研究时，采用每眼7个视野(每个视野约30°)胶片眼底立体照相(图2-1)，对于照相的技术要求很高。近年来的一些以人群为基础的眼病流行病学研究也有采用每眼拍摄2张数码眼底像者，即一张以视盘中央为中心、另一张以黄斑中心凹为中心(图2-2)。

　　远程眼科筛查利用单张眼底像远程判读的最大优点是检查时间短、患者接受光照度较低，对于集中进行的尤其是大规模筛查的患者较易接受，且多数40岁以下的患者不需要散瞳，从而简化了检查过程。有研究显示，单张眼底像与7个视野眼底立体照相结果比较，

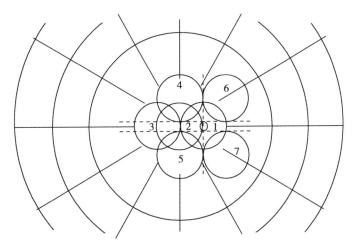

图 2-1 ETDRS 的 7 个视野眼底照相部位示意图

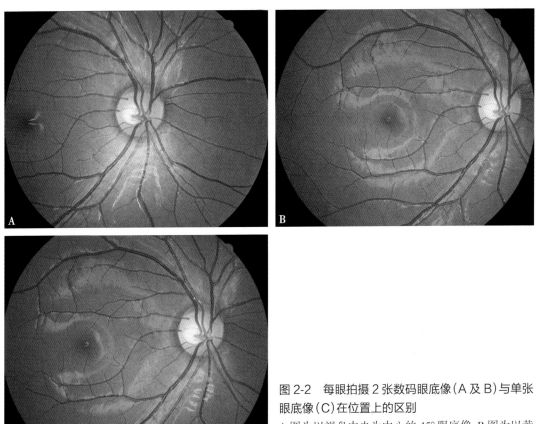

图 2-2 每眼拍摄 2 张数码眼底像（A 及 B）与单张眼底像（C）在位置上的区别

A 图为以视盘中央为中心的 45° 眼底像，B 图为以黄斑中心凹为中心的 45° 眼底像

其检测影响视力的糖尿病性视网膜病变的敏感性为 60%~90%,特异性为 85%~97%;与散瞳后眼科医师用眼底镜检查的结果比较,其敏感性为 38%~100%,特异性为 75%~100%。因此普遍认为,虽然单张眼底像不能代替综合的眼部检查,但它可作为糖尿病性视网膜病变等疾病的良好筛查方法。单张眼底像在青光眼筛查中价值也得到证实,由于青光眼存在着共同关键特征即特征性视神经损害,它以视盘盘沿丢失及相应部位的与盘沿相连的视网膜神经纤维层缺损为特点,这为采用单张眼底照相法进行青光眼筛查奠定了客观基础。

在眼底病的诊断中单张眼底照相法主要是用于筛查,作为眼底病诊断的基础以及为以后随访奠定形态学基础。仅依据单张眼底像即可诊断的眼底病,主要包括三个方面:①具有特征的先天异常性视盘及黄斑病变如视神经发育不全、牵牛花综合征、视盘小凹、先天性脉络膜缺损等;②以形态命名的后极部存在异常的眼底病,如黄斑裂孔、黄斑前膜、累及黄斑区的视网膜脱离等;③典型的视网膜血管性疾病和某些黄斑病变,如视网膜中央动脉与分支动脉阻塞、视网膜中央静脉与分支静脉阻塞、糖尿病性视网膜病变、高血压性视网膜病变、视网膜大动脉瘤、年龄相关性黄斑变性等。

由于单张眼底像的观察范围限于后极部,因此不能发现周边的眼底病变;同时,由于非立体观察,也不能判定病变的立体特性。在缺乏其他重要的临床资料支持情况下,存在一定的误诊和漏诊风险。对于怀疑周边眼底异常者,可在散瞳基础上增加多视野照相。

虽然在筛查重要的致盲性眼底病方面,单张眼底像可判定是否存在严重的威胁视力的非周边病变(如视网膜中央静脉、分支静脉阻塞等),但难以发现隐匿性黄斑病变(如早中期的视锥细胞营养不良)及无视盘改变的视神经病变(如早期或急性期球后视神经炎),也很难预测疾病进展的风险(在缺乏明确诊断时)。因此必须告知患者及基层医疗单位,用单张眼底照相法可以明确诊断的眼底疾病的比例有限,且存在着一定的漏诊、误诊风险。以糖尿病性视网膜病变为例,单张眼底照相漏诊的风险主要是指少量出血斑和微血管瘤未被查出,少数以周边视网膜改变为主的病变未被查出;误诊的风险主要是指某些相似的血管性疾病被误判为糖尿病性视网膜病变。在缺乏糖尿病病史的前提下,这些相似糖尿病性视网膜病变的血管性疾病可称为糖尿病样视网膜病变(diabetic-like retinopathy),它包括糖尿病性视网膜病变、眼缺血综合征、高血压性视网膜病变、视网膜小分支静脉阻塞、非缺血型视网膜中央静脉阻塞、放射性视网膜病变、干扰素性视网膜病变等一组疾病,对其需详细询问病史以及进行详细的相关检查才能予以鉴别。

二、眼底像阅片及报告的书写

目前国内市场上常见的眼底数码照相机主要包括 CANON CR-DGI、CR-1Mark Ⅱ、CR-2 等类型;TOPCON TRC-NW300、TRC-NW 8、TRC-50DX 等类型;ZEISS Visucam 200、Visucam 500 等类型;Kova VX-10、Nonmyd 7 等类型;重庆 ×× 科技有限公司的 APS-AER、APS-BER、ATS-B 等类型;重庆 ×× 科技有限公司的 SK-550A 等类型。眼底像照相技术员及远程阅片医师需要了解不同类型眼底照相机拍摄的眼底像特点存在一定的差异,尤其应注意眼底像色调等参数的差异,以避免其对阅片结果产生影响,尤其是对眼底像上视网膜神经纤维层有无缺损及其程度的判定上更应注意,对于不同时间、采用不同类型眼底照相机拍摄的眼底像在进行前后的对照比较时,在作出有变化的结论前应当慎重(图 2-3,图 2-4)。

眼底像远程阅片时,要尽可能利用所能提供的患者简要信息,注意患者的年龄、性别、视力、双眼对比,重视主诉情况。在书写阅片报告时,应重视患者的病史及主诉,如有糖尿病病史 3 年,应仔细查看有无孤立的或少量的视网膜微血管瘤;如主诉右眼前黑影飘动 1 天,不能仅描述"玻璃体混浊,玻璃体后脱离",应在报告中建议其散瞳详细查周边眼底等。

在阅片报告书写时,应着重描述有鉴别诊断意义的眼底像体征,慎重进行诊断,多提供一些处理建议。在开展远程眼科的初期,基层医疗单位常存在着患者基本资料提供不完整的问题,如缺少裸眼或矫正视力、缺少主诉或主诉不完整、缺乏眼前节描述或眼前节描述不当,缺少外眼像或外眼像质量较差,甚至未上传眼底像等。阅片者对于眼底像的描述应有条理性,应依次进行视神经改变(视盘、盘周、视网膜神经纤维层)、黄斑区改变、视网膜血管的改变、视网膜及脉络膜等改变的描述。对于依靠单张眼底像难以鉴别的体征可较笼统地描述,如视网膜黄白色斑点、黄斑中心欠清晰、黄斑区色素变动等;对于屈光间质混浊者,应描述视盘、视网膜血管等结构是否可分辨及分辨难度等。

远程眼科阅片服务在提供较完整的患者基本资料和清晰眼底像的基础上,应以提高眼

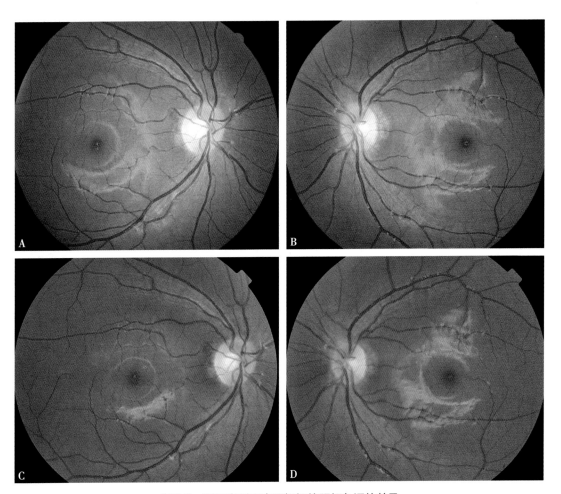

图 2-3　不同类型眼底照相机的照相色调的差异

A、B 为一例 18 岁正常女性 CANON CR-2 眼底照相机的眼底像;C、D 为同一患者在 1 天后用另一种型号眼底照相机的眼底像,注意不要误认为存在乳斑束萎缩

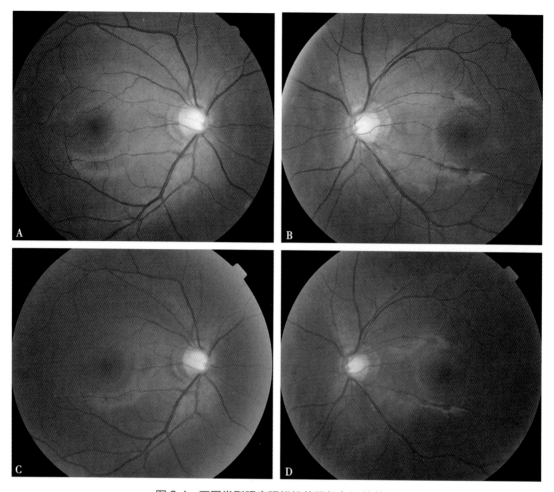

图 2-4　不同类型眼底照相机的照相色调的差异

A、B 为一例 32 岁男性可疑青光眼患者 CANON CR-2 眼底照相机的眼底像,注意左眼视盘下方存在线状出血;
C、D 为同一患者在 7 个月后用另一种型号眼底照相机的眼底像,注意左眼视盘下方线状出血吸收,但由于
两次眼底像色调差异,尚不能确定视网膜神经纤维层缺损是否进展

底病为主的眼病诊断率,降低误诊、漏诊率为目的。尽可能统一阅片标准,制定常见眼病阅片的诊断标准、疑诊标准和排除标准。例如典型黄斑裂孔的远程诊断标准可拟定为:老年女性,视力低于 0.2,眼底像上黄斑区呈圆形或类圆形约 1/3 视盘直径(PD)大小、红色病灶,其周围有灰白色晕;可疑标准可拟定为:有高度近视或眼外伤史,眼底像上黄斑区呈类圆形红色病灶。对于可疑黄斑裂孔患者应在阅片报告上建议其进行 OCT 检查以明确诊断。

　　在单张眼底像远程阅片的基础上,在有条件的基层医疗单位适当增加多视野眼底照相以及 OCT 等无创性影像检测,积极开展按亚专业划分的远程视频会诊,这样有利于提高远程眼科服务水平。

三、眼底照相的基本技巧

　　眼底照相前操作人员需向患者及家属解释照相过程,消除患者的紧张情绪。患者是否需要散大瞳孔,则依据检查目的和患者的眼部情况而定,一般可在自然瞳孔状态下进行照相,根据眼底像的结果再与医师协商判断是否散瞳重新照相。对于儿童等不能配合者,可由医师给以镇静处理后尽可能散瞳照相。

这里以 CANON CR-DGI 免散瞳眼底照相机为例进行眼底照相操作说明,该机型是一种通常不需患者散瞳、在广视角中拍摄眼底像的仪器。

拍摄眼底像时首先要确认受检者眼位及头位位置,嘱患者将前额及下颌放好,要求前额及下颌必须紧贴固定架,将眼底照相机物镜对准患者检测眼,旋转下颌固定架高度调整环,睑裂标记对齐睑裂(图 2-5A)。首先外眼取景,使瞳孔和光圈同时等圆并居中,内径光圈上三角光点调成实点(图 2-5B);此时原位切换眼底,嘱咐受检者定位注视并取像。只有在对焦点最清晰且对称分布在图的两侧,同时屈光调节线(劈裂线)在一条直线上时方可照相,这两个条件缺一不可(图 2-5C)。

需要注意的是:①高度近视或高度远视时相机内置屈光调节不能使图像清晰需借助外置屈光补偿进行调节。屈光补偿分三挡 +/ – /0,"+":老视、高度远视、无晶状体眼,拍摄外眼像;"–":高度近视。如屈光补偿挡位放在"+"或"–"时,如切换到眼底时监视器中光柱和调节平衡将不显示在荧幕上。图像的清晰度以视网膜血管走行清晰为准。②瞳孔小于3.0mm 时眼底图像黑暗,需借助小瞳切换钮在小瞳孔模式下完成(图 2-5D)。

不同类型的眼底照相机照相操作存在一定的差异,但使用技巧与 CANON CR-DGI 免散瞳眼底照相机相似,照相技术员在实际操作时需先接受生产厂家或经销商的操作培训,并仔

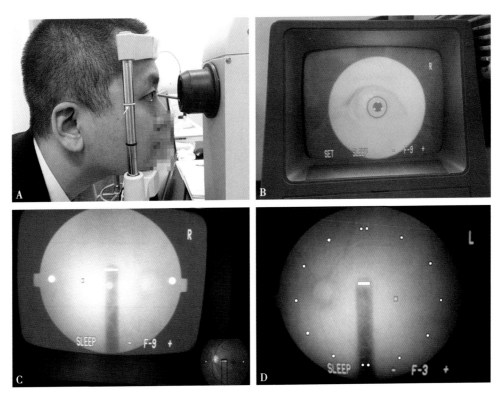

图 2-5　眼底照相的基本技巧

A. 患者头位与睑裂标记(白箭头);B. 外眼取景;C. 眼底对焦;D. 小瞳孔模式照相

细阅读眼底照相机的使用说明书,在眼底照相实践中总结经验。

四、远程眼科单张眼底像的质量标准

(一)眼底像位置要求

视盘和黄斑区是眼底的重要结构,正常人黄斑中心凹位于视盘颞侧 3~4mm、视盘水平中线下 0.8mm 处。因此要求:①单张眼底像(45°)的中心应位于视盘和黄斑中心凹连线的中间点;②单张眼底像上黄斑中心凹或视盘中心应水平居中(图 2-6);③无屈光间质混浊者单张眼底像上至少应能良好地显示视盘、黄斑区、视网膜上方血管弓区、视网膜下方血管弓区四个区域是否存在异常(图 2-7)。CANON CR-DGI 眼底照相机照相时被检眼应注视照相机镜头内的绿色固视灯,为了达到上述眼底像的位置要求,检查者有时可手工控制调整该固视灯的位置。

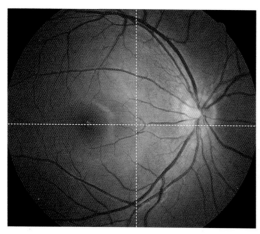

图 2-6　标准的正常人单张眼底像的位置

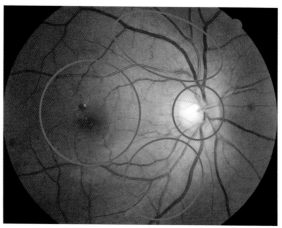

图 2-7　判定单张眼底像质量的 4 个基本位置区域
1. 视盘;2. 黄斑区;3. 视网膜上方血管弓区;4. 视网膜下方血管弓区

(二)眼底像对焦要求

要求眼底照相对焦准确,即眼底形态清晰可辨:①正常人的眼底像上视盘表面、视网膜主干血管、视网膜神经纤维层、黄斑中心凹等结构均应清晰可辨;②患者的眼底像上除上述眼底结构外,对眼底病变也应清晰可辨(图 2-8)(屈光间质混浊时例外)。CANON CR-DGI 眼底照相机照相时,使对焦点最清晰且对称分布在眼底像的两侧,以及使劈裂线在一条直线上是对焦准确的基本要求。

(三)眼底像曝光适度

眼底像曝光适度即眼底像亮度适中,以视盘的盘沿与视杯的交界处、视盘表面的小血管以及正常的视网膜神经纤维层均清晰可分辨作为参照。老年人及屈光间质混浊者为避免图像过暗可适当调整眼底照相机增加曝光强度,但青少年(因视网膜神经纤维层较厚、反光较强)、眼底大范围黄白色病变者(如大范围硬性渗出、视网膜有髓神经纤维、白化病、脉络膜缺损等),应调整眼底照相机适当降低曝光强度,以免曝光过强(图 2-9)。

CANON CR-DGI 眼底照相机有 17 种不同曝光强度的曝光控制;CANON CR-2 眼底照相

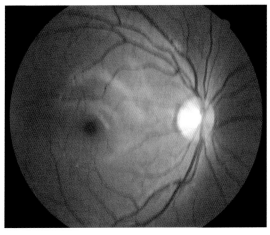
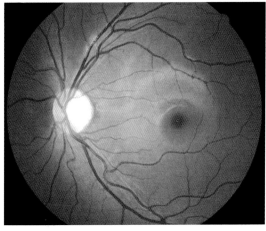

图 2-8　眼底照相对焦不准（左图）与对焦准确（右图）的差别

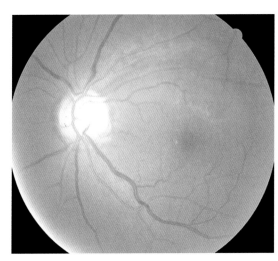
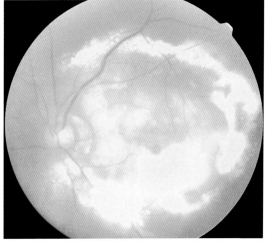

图 2-9　眼底像曝光过强

左图为 40 岁女性，高血压病史，存在视网膜动脉弥漫性缩窄、动静脉交叉征、裂隙状视网膜神经纤维层缺损，此例因曝光过强致使眼底像上视盘呈苍白色，易误诊为视神经萎缩；右图为 80 岁女性，白内障合并视网膜动脉弥漫性缩窄、后极部视网膜大范围硬性渗出（AMD）、视盘下方盘沿可疑变窄，也存在曝光过强

机则有 7 种不同曝光强度的曝光控制，由于属于较新的机型，其曝光强度总体上高于 DGI 机型，一般的眼底照相尤其是青少年患者在 CR-2 机型采用最低曝光强度即可，否则易造成曝光过强（图 2-10）。同一受试者不同的曝光强度的眼底像见图 2-11、图 2-12。

（四）眼底像质量缺陷

1. 眼底像位置不正　仅针对单张眼底像而言，位置不正是指：①眼底像的中心没有位于视盘和中心凹连线的中间点；②中心凹或视盘中心没有处于水平居中的位置（图 2-13，图 2-14）。在针对某些疾病的检查而进行多视野范围的眼底照相时，上述两种情况则不属于眼底像位置不正。远程眼科疾病筛查时单张眼底像位置不正的后果是常常影响对常见致盲性

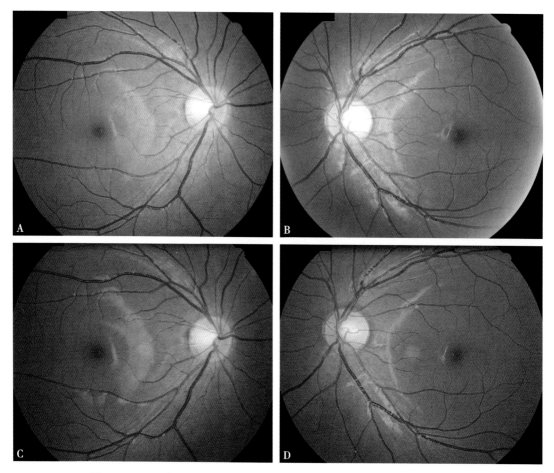

图 2-10 不同类型的眼底照相机曝光过强与曝光适度显示视盘形态的差异

A、B 为一例 6 岁男孩 2011 年采用 CANON CR-2 机型的双眼眼底像,左眼眼底像(B)曝光过强,视盘呈白色、表面小血管结构及视杯边界显示不清;C、D 为同一患者 2014 年复查时(当时 9 岁)采用 CANON CR-DGI 机型的双眼眼底像,曝光适度,视盘形态显示良好

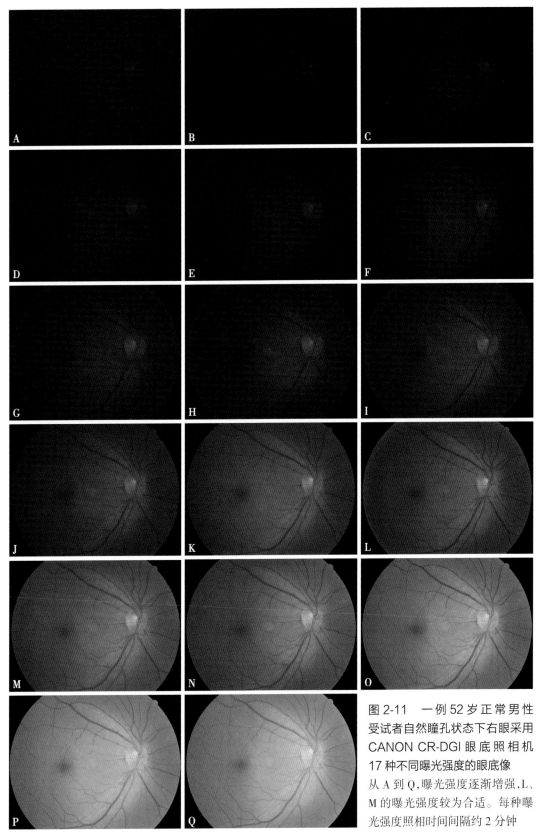

图 2-11　一例 52 岁正常男性受试者自然瞳孔状态下右眼采用 CANON CR-DGI 眼底照相机 17 种不同曝光强度的眼底像

从 A 到 Q,曝光强度逐渐增强,L、M 的曝光强度较为合适。每种曝光强度照相时间间隔约 2 分钟

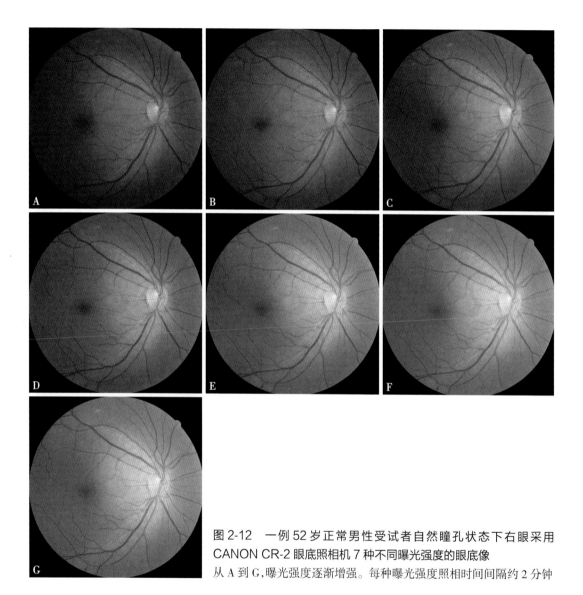

图 2-12 一例 52 岁正常男性受试者自然瞳孔状态下右眼采用 CANON CR-2 眼底照相机 7 种不同曝光强度的眼底像

从 A 到 G, 曝光强度逐渐增强。每种曝光强度照相时间间隔约 2 分钟

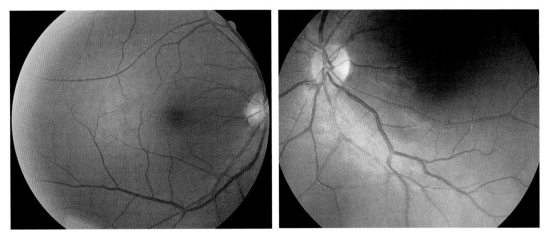

图 2-13 单张眼底像位置不正

左图示眼底像的中心没有位于中心凹与视盘连线的中间,视盘结构显示不全(此图同时存在像周边黄色边缘);右图示眼底像过于偏下,不符合视盘中心位于水平线上的原则(此图同时存在黄斑暗影)

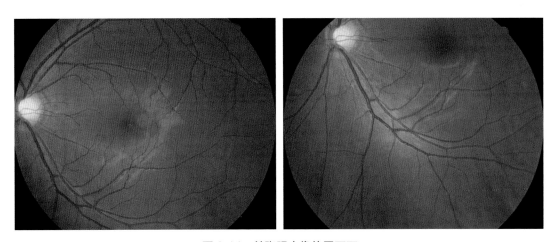

图 2-14 单张眼底像位置不正

左图示眼底像的中心没有位于中心凹与视盘连线的中间,视盘结构显示不全,视盘鼻侧视网膜结构几乎完全未显示;右图示视盘结构显示不全,眼底像过于偏下,视盘上方的视网膜几乎没有显示

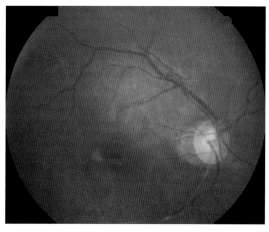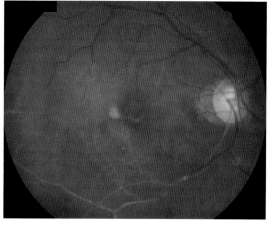

图 2-15 眼底像位置不正易于造成阅片诊断漏诊

女性,66 岁。右眼矫正视力 0.5,人工晶状体眼,高血压性视网膜病变。左图示眼底像位置偏上,下方血管弓的改变显示不全;右图为正常位置的单张眼底像,下方血管弓的改变显示较完整,视网膜颞下支动脉陈旧性闭塞,伴有黄斑区视网膜前膜

眼病筛查判断的准确性,甚至造成漏诊及误诊(图 2-15)。

2. 眼底像对焦不准 眼底像对焦不准表现为眼底像上眼底结构虚化、重影等。这在初学眼底照相者较为常见,严格按照眼底照相操作指南反复实践操作多可避免(图 2-16,图 2-17)。

3. 眼底像曝光过强与曝光不足 眼底像曝光过强表现为眼底像上视盘苍白,视盘表面血管甚至视盘、视杯的边界不易分辨,后极部视网膜反光增强等(图 2-18)。在初学眼底照相、对于眼底照相机曝光性能调整掌握不够的技师较易发生。

眼底像视盘曝光过强在远程眼科阅片时易于与原发性视神经萎缩混淆,两者视盘边界均可较清楚,视盘色苍白,但眼底像视盘曝光过强时,视盘表面血管虽然因视盘苍白而不能分辨,但视盘周围视网膜神经纤维层(RNFL)正常,后极部视网膜反光明显,患者视力较好;而原

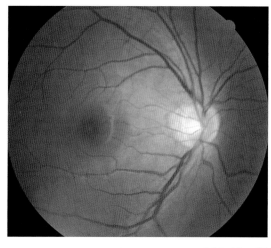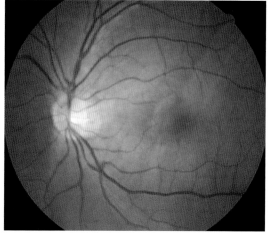

图 2-16 眼底像对焦不准

为一例 28 岁左眼可疑视网膜脱离患者,双眼(左图为右眼,右图为左眼)眼底像上结构虚化

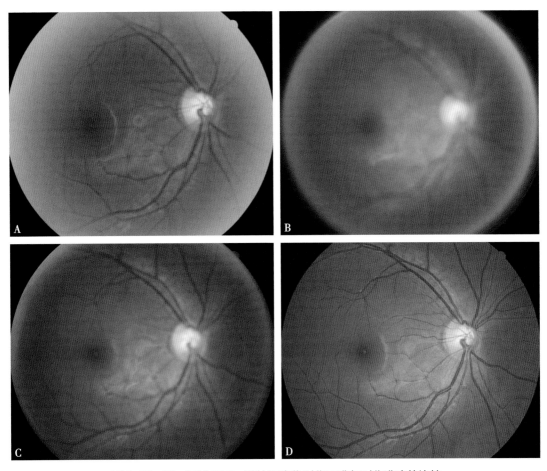

图 2-17 同一受试者同一眼的眼底像对焦不准与对焦准确的比较

为一例 25 岁中度近视眼患者的右眼眼底像,A、B、C 为三种不同程度对焦不准的眼底像;D 为对焦准确的眼底像

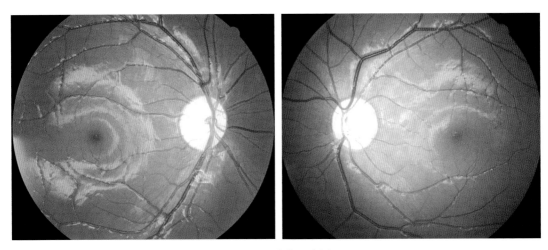

图 2-18 眼底像曝光过强

左图为 5 岁男孩,右图为 8 岁男孩,两者因曝光过强均易误诊为视盘萎缩

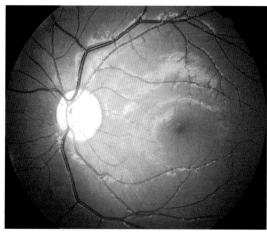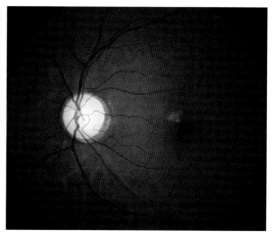

图 2-19　眼底像曝光过强与原发性视神经萎缩的区别

左图为眼底像曝光过强,患者男性,8 岁,矫正视力 1.2。右图为原发性视神经萎缩,患者男性,46 岁,矫正视力 0.08,除了视盘苍白外,还存在弥漫性视网膜神经纤维层缺损

发性视神经萎缩者,存在视盘周围 RNLF 弥漫性丧失(图 2-19),患者的视力或矫正视力较差。

　　眼底像曝光过强在远程眼科阅片时有时也易于与局限性视网膜水肿混淆。曝光过强时,眼底反光范围通常较广、边界清楚、反光部位的反光密度不均匀、缺乏隆起感;而局限性视网膜水肿眼底反光范围通常仅限于水肿部位、边界不清楚、反光部位的反光密度较均匀、视网膜隆起感明显(图 2-20)。有经验的眼科医师单纯眼底像阅片即可进行区分,结合患者的病史、主诉、视力、视野等一般不难鉴别,OCT、FFA 等检查对于确定局限性视网膜水肿的程度及原因很有帮助。

　　眼底像曝光不足表现为整体上眼底像发暗,与瞳孔较小导致的黄斑区暗影有所区别(图2-21,图 2-22)。

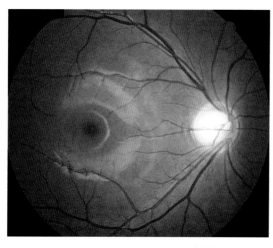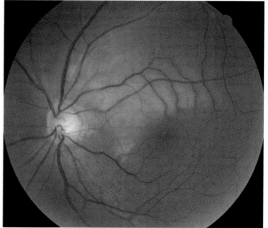

图 2-20　眼底像曝光过强与局限性视网膜水肿的区别

左图为一例 10 岁男性,因视网膜神经纤维层较厚、眼底像曝光过强而显示黄斑区不规则白色反光;右图为一例 59 岁男性,因左眼颞上方视网膜分支动脉阻塞致使黄斑区上方视网膜局限性水肿,该眼的视野下方缺损

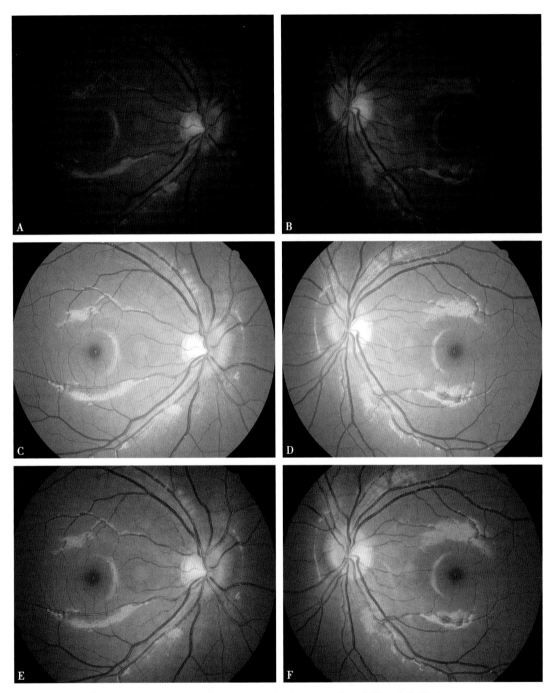

图 2-21 同一患者曝光不足、曝光过强、曝光适度的眼底像差别

一例 10 岁轻度近视女孩用 CANON CR-DGI 眼底照相机不同曝光强度的双眼眼底像，A、B 为右眼、左眼在曝光不足情况下（F-4）的眼底像；C、D 为右眼、左眼在曝光过强情况下（F-14）的眼底像；E、F 为右眼、左眼在曝光适度情况下（F-9）的眼底像

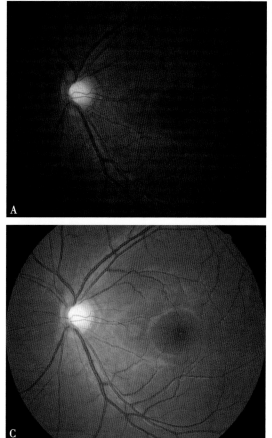

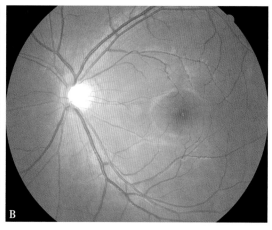

图 2-22 同一患者曝光不足、曝光过强、曝光适度的眼底像差别

一例 25 岁中度近视男性用 CANON CR-DGI 眼底照相机不同曝光强度的双眼眼底像,A 为左眼在曝光不足情况下(F-4)的眼底像;B 为左眼在曝光过强情况下(F-14)的眼底像;C 为左眼在曝光适度情况下(F-9)的眼底像

4. 眼底像照相机镜头或其他光学系统污迹或污斑 眼底像照相机镜头使用时应注意保洁,定期检查与清拭。对于使用同一台眼底照相机经常到各地进行巡回眼病筛查时,在眼底照相机搬运过程中,除应注意使用运输外包装、轻拿轻放外,更应注意在使用过程中保持镜头的干净,严禁儿童用手指触碰镜头(图 2-23),小心口腔飞沫或灰尘溅上镜头甚至进入光学系统。眼底像上的镜头污迹的特点是同一人的双眼眼底像的同一部位,以及不同人眼底像的同一部位出现不同形状的斑点状或团雾状污迹,轻者一般不干扰对眼底像阅片的判断,重者可影响阅片时眼底像的结果判读,甚至可造成误诊,如误认为是微血管瘤、出血斑、棉绒斑等(图 2-24~ 图 2-28)。为此,在进行远程眼科阅片时应对同一患者的双眼眼底像进行反复比较,对同一基层单位相同时间段内上传的不同患者的眼底像进行反复比较,以及根据微血管瘤、出血斑、棉绒斑的病变特征并结合视力、主诉、病史等进行仔细甄别。

对于照相机镜头表面的污迹,照相技师可用镜头纸(布)或医用棉签蘸取 95% 酒精自行小心清拭;因光学系统内部进入异物等造成的眼底像污迹需眼底照相机生产厂家的工程师来处理解决。此外,眼底照像机使用多年后,内部光路可发生偏移,可使眼底缘中央出现小的、规则性光环或光斑,称为"鬼影",需要工程师校准光路来消除。

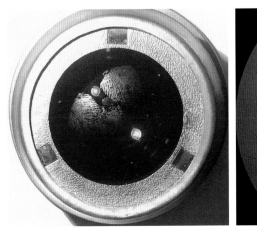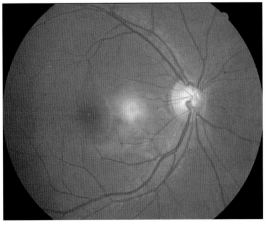

图 2-23 眼底像的镜头污迹

左图显示眼底照相机镜头表面指纹污迹,其造成眼底像中央白色团雾样改变(右图)

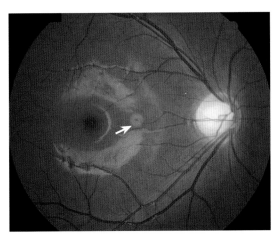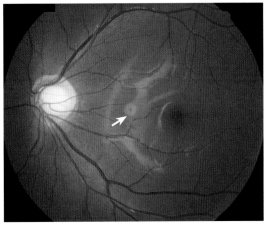

图 2-24 同一患者双眼眼底像上的单个镜头污迹

一例 10 岁视盘生理性大凹陷患者的双眼眼底像上,在同一部位出现灰白色圆形污迹(白色箭头)

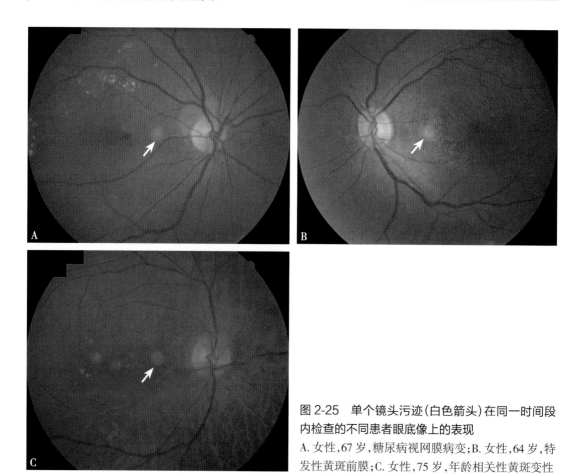

图 2-25　单个镜头污迹（白色箭头）在同一时间段内检查的不同患者眼底像上的表现

A. 女性，67 岁，糖尿病视网膜病变；B. 女性，64 岁，特发性黄斑前膜；C. 女性，75 岁，年龄相关性黄斑变性

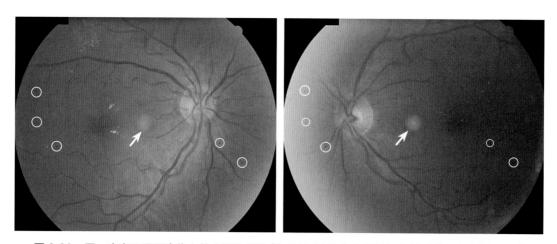

图 2-26　同一患者双眼眼底像上单个镜头污迹（白色箭头）及多个照相机光学系统污斑（白色圆圈）

男性，64 岁，双眼糖尿病性视网膜病变，注意光学系统污斑不要与微动脉瘤混淆

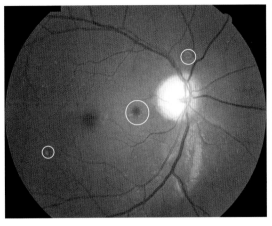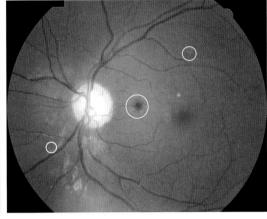

图 2-27　同一患者双眼眼底像上多个照相机光学系统污斑(白色圆圈)
男性,15 岁,右眼可疑青光眼

5. 眼 底 像 睫 毛、头 发、毛 发 异 物 虚
影　眼底照相时,嘱患者睑裂睁大,不要眨
眼,照相技师必要时用一只手帮助患者拉
开上、下眼睑;女性患者注意将长头发盘起
不要进入照相视野。在拍摄的瞬间睫毛及
头发不能进入视野,否则可能出现睫毛或
毛发虚影,尤其应注意下眼睑睫毛(图 2-29,
图 2-30)。

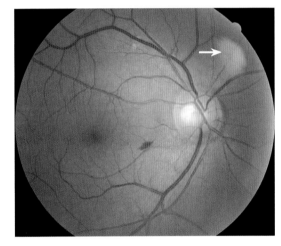

图 2-28　眼底像的镜头污迹(箭头),注意此患者不
要与视网膜棉绒斑混淆

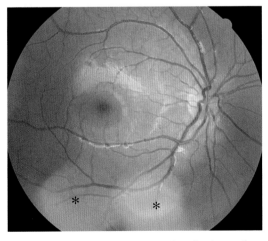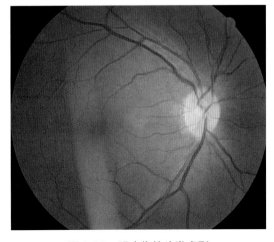

图 2-29　眼底像的下睑睫毛虚影(黑色星号)　　　　图 2-30　眼底像的头发虚影

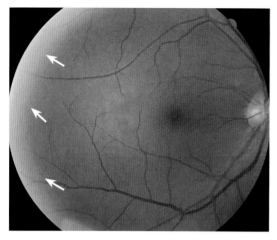

6. 眼底像周边区的黄色边缘、漏光样边缘或水滴样反光带 表现为在眼底像的周边区域出现不同范围的黄色边缘或其他颜色的漏光样边缘甚至较多的呈密集条带状分布的水滴样反光(图 2-31~图 2-33),原因为患者瞳孔较小,在照相对焦时,部分眼底区域不能完全进入拍摄范围内。

图 2-31 眼底像周边区黄色边缘(箭头)约 180°,同时存在眼底像位置不正

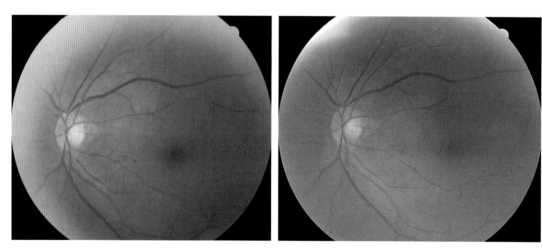

图 2-32 眼底像周边区黄色及漏光样边缘
左图黄色边缘范围约 270°,右图为同一眼再次照相呈像的上方周边区闪光样边缘约 180°

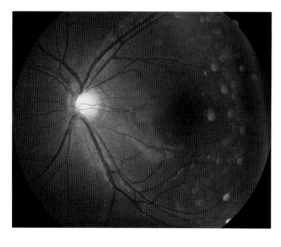

图 2-33 眼底像周边区漏光样边缘及水滴样反光带,范围约 180°

7. 眼底像黄斑区暗影 眼底像黄斑区暗影表现为在黄斑区呈边界不清的黑色团状暗影,根据暗影程度及范围可分为轻度(暗影程度轻、范围不超过 4 个视盘面积大小)、中度(介于轻度、重度之间)、重度(暗影程度重、范围超过 6 个视盘面积大小),中重度者将严重影响对黄斑区结构及病变的观察(图 2-34~ 图 2-37)。其原因与瞳孔较小,或拍摄时曝光瞬间瞳孔收缩有关。

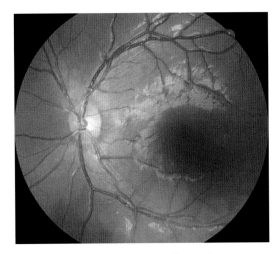

图 2-34 眼底像轻度黄斑区暗影

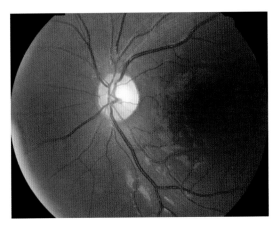

图 2-35 眼底像中度黄斑区暗影,此例还存在眼底像周边区漏光样边缘约 120° 及眼底像位置不正

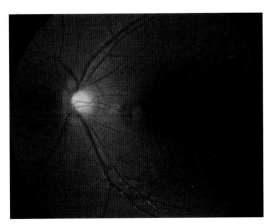

图 2-36 眼底像重度黄斑区暗影

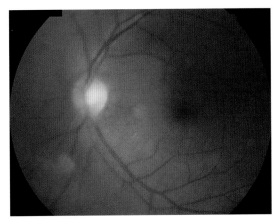

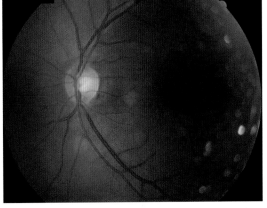

图 2-37 眼底像黄斑区暗影及水滴样反光带

男性,56 岁,左眼人工晶状体眼,轻度后发障。左图为正常位置拍摄的眼底像(瞳孔约 3mm),示眼底较模糊;右图为避开后囊膜混浊部位的侧位照的眼底像,视盘及其周围结构清晰度明显提高,但出现中度黄斑区暗影及颞侧约 180° 水滴样反光带

8. 眼底像总体模糊、发暗 眼底像总体模糊、发暗是在眼底像黄斑区暗影基础上的更严重的质量缺陷。其与曝光不足的眼底像发暗有所区别,这种发暗呈不均匀状,以黄斑区、黄斑颞侧及视盘鼻侧发暗更加明显;而曝光不足的眼底像发暗多呈均匀性发暗。眼底像总体模糊、发暗的原因也与瞳孔过小有关,多见于 70 岁以上老年人以及滴用缩瞳剂或虹膜后粘连者(图 2-38,图 2-39)。在远程眼科阅片时,此与白内障所致的眼底像模糊有时难以鉴别。

9. 眼底像未裁切上传 在远程眼科图像传输时,为了节约云平台的数据库空间以及图像外观样式统一,要求将原始眼底照相周围的多余黑色背景利用软件裁切后再上传到数据库。阅片中心医师在远程阅片时经常见到的未裁切上传的眼底像见图 2-40。

根据北京市眼科研究所的统计,在初期开展的远程眼科服务的基层医院,上传眼底图像的质量缺陷以眼底像位置不正和黄斑区暗影更为常见。基层眼底照相技师应加强眼底照相

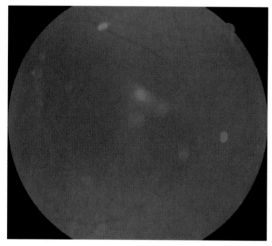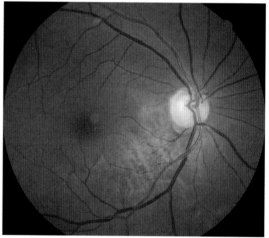

图 2-38 眼底像总体发暗(左图)与同一眼散瞳后眼底像(右图)的对比
该眼散瞳后再拍摄眼底像见眼底呈豹纹状,视盘下方盘沿窄及相应部位视网膜神经纤维层缺损

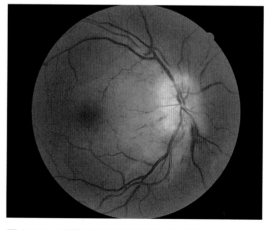

图 2-39 一例 30 岁男性因滴缩瞳剂后所致的眼底像总体发暗

图 2-40 传输到网络服务器的眼底像未将多余的黑边裁切

操作技术培训及反复实践,有利于识别和避免上述眼底像质量缺陷。

眼底像质量缺陷的像周边区黄色边缘、黄斑区暗影、眼底像总体模糊发暗等通常与瞳孔较小导致的眼底曝光不均匀及曝光不足有关(2-41)。解决方法:①可通过一只眼照相后间隔数分钟(至少 2 分钟),让患者闭目休息,待瞳孔大小复原后再另一眼照相。这种方法主要是适合于年轻人。②散瞳眼底照相:除未治疗干预过的或依靠滴用缩瞳剂毛果芸香碱降低眼压的原发性闭角型青光眼患者外,可采用复方托吡卡胺滴眼剂散瞳后进行眼底照相。尤其是存在明显白内障、60 岁以上的老年人(图 2-42)。一般患者复方托吡卡胺滴眼一次后,15~20 分钟即可瞳孔散大;部分糖尿病患者与虹膜炎造成部分虹膜后粘连瞳孔不易散大的患者可在滴药 10 分钟后追加滴药,以利于瞳孔充分散开。浅前房本身不全是散瞳检查的禁忌证。要看前房有多浅,裂隙灯 van Herick 法检查颞侧 9 点钟位(右眼)或 3 点钟位(左眼)周边前房深度 <1/4CT(角膜厚度)者,同时看一下虹膜是否膨隆、询问有无闭角型青光眼家族史,眼压目前是否升高,既往有无眼压升高的历史,除此一般均可散瞳。以社区人群为基础的"北京眼病研究"的结果显示,窄房角、浅前房(1/4CT)者中仅 1/10 的患者发展为闭角型青光眼。闭角型青光眼周边虹膜切除术后、激光周边虹膜切开术后、各种滤过性手术后均可散瞳。其他的各种原发性或继发性青光眼散瞳更不是禁忌证。患者自己知道有糖尿病或糖尿病性视网膜病变的患者,除了存在禁忌证外,一律散瞳眼底照相,因为早期糖尿病性视网

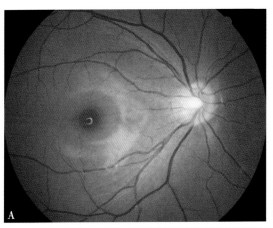

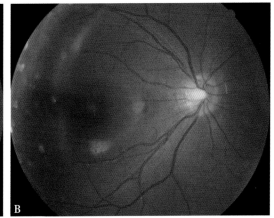

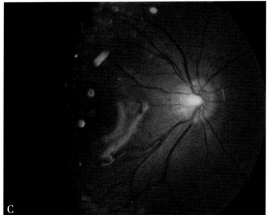

图 2-41　瞳孔缩小对眼底像质量影响的测试(CANON CR DGI 眼底照相机)

女性,19 岁,-6.00D 近视。A 示自然瞳孔大小(4mm)的眼底像(右眼);B 示应用聚光台灯光照眼部致使人工轻度缩小瞳孔(3.0mm),其眼底像表现为轻度黄斑暗影、颞侧漏光样光缘及轻度水滴样反光带,鼻侧环状灰黑色阴影;C 示聚光台灯光照眼部致使人工中度缩小瞳孔(2.5mm),其眼底像表现为重度黄斑暗影、颞侧水滴样反光带加重以及鼻侧环状灰黑色阴影

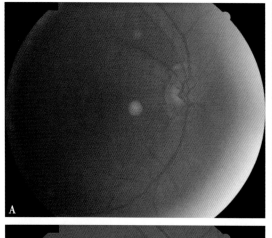
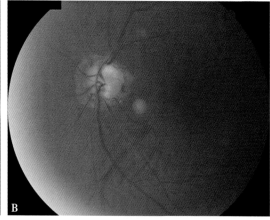
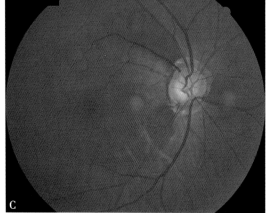

图 2-42　老年人散瞳前后眼底像的对比

女性,80 岁,原发性开角型青光眼患者,存在明显的核性白内障。正常瞳孔状态下眼底像显示右眼重度黄斑区暗影、像周边黄色边缘,视盘形态也较模糊(A);左眼重度黄斑区暗影、像周边黄色边缘,但视盘形态较清晰,可见四个象限盘沿丢失,弥漫性视网膜神经纤维层缺损(B);右眼用复方托吡卡胺散瞳后再次眼底照相,可见黄斑区暗影及像周边黄色边缘消失,视盘上下方盘沿变窄及相应部位视网膜神经纤维层缺损,黄斑部结构紊乱,视盘鼻下方可见 Weiss 环(C)

膜病变只有微动脉瘤时,最容易被漏诊。眼底像模糊发暗、像周边区黄色边缘、黄斑区暗影等质量缺陷,必然影响阅片筛查及诊断的质量。

多数免散瞳眼底照相机对瞳孔直径的要求是,标准模式下眼底照相要求瞳孔直径最小约 4.0mm,小瞳孔模式要求瞳孔直径最小约 3.3mm。对于眼底像确实因屈光间质混浊而照不清楚者,远程眼科服务时要求基层单位的医生应同时提供并上传眼底照相机照的患者的外眼像。远程眼科眼底照相机外眼像质量标准见本章第二节。

第二节　远程眼科眼底照相机外眼及眼前节像的要求与质量标准

远程眼科医疗工作中对于眼底像因屈光间质混浊或存在其他外眼及眼前节疾病而照不清楚者,应同时提供眼底照相机照的外眼及眼前节像。外眼及眼前节照相以裂隙灯显微镜照相为金标准,但基层医院通常缺乏裂隙灯显微镜照相设备,眼底照相机照的外眼及眼前节像是一种良好的补充,可供眼病筛查应用。对于许多外眼及眼前节疾病而言,它尚不能替代裂隙灯显微镜检查。

一、眼底照相机外眼及眼前节照相的目的

（1）作为屈光间质混浊（角膜病变、房水混浊、晶状体混浊、玻璃体混浊）致使眼底像模糊的佐证（图 2-43）。

（2）作为瞳孔极小致使眼底像总体模糊甚至眼底不入的一个佐证。

（3）为白内障是否需要手术治疗提供客观依据。

（4）外眼及眼前节疾病筛查：眼底照相机外眼像可显示白内障、睑缘肿物、角膜异物、角膜薄翳、翼状胬肉、球结膜下出血、结膜炎、眼外伤（如前房积血、外伤性散瞳、虹膜根部离断）等。参见第十三章。

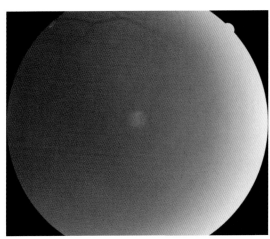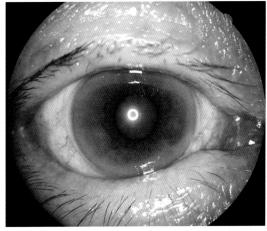

图 2-43　眼底因屈光间质混浊而拍摄不清楚者（左图），提供外眼及眼前节像（右图）作为佐证

二、眼底照相机拍摄外眼及眼前节像的方法

眼底照相机拍摄外眼像时，照相机内没有指示灯，患者注视很重要，一定要直视前方。头位要正并靠紧前额固定架，CR-DGI 机型要注意患者前额及下颌后移 1~3cm，前额离开前额固定架，下颌在下颌固定架上，放稳不动。准备就绪，需要操作者将眼底照相机的屈光补偿挡位拉至"+"处，小瞳关闭，此时不要像拍摄眼底一样再调试前节角膜是否对圆。应该首先立即切换至眼底模式，并直接垂直平推操作台，此时外眼像将清晰展现。CR2 机器除调"+"挡外，还要将屈光调节旋钮转至最大，这样才能使图像清晰。将取像口对准眼球直接切换到眼底模式，角膜居中，对焦在虹膜表面（正常时虹膜纹理清楚），且在患者瞳孔中央出现两个同心圆光圈（即白色光环，呈大的中文句号状），不能是完全白色圆团，且圆圈也不能过大，否则拍出来的图像是虚图。理想的外眼像在图像上白色光环完整、清晰，通常可辨光环缺口（Canon CR-DGI 相机照相缺口在 6 点钟位；Canon-CR2、Topcon NM8 相机照相缺口在 9 点钟位，但后者的显示不如前者）（图 2-44）。拍摄时要求白色光环清晰并居瞳孔中央。角膜薄翳或角膜屈光手术后等角膜病变患者此白色光环模糊不圆或者对焦不出白色光环，此时对焦可根据显示的病变结构部位而定。若患者上、下眼睑遮挡眼前节、眼部不适不愿睁眼的患者，操作者可用手将患者眼睑撑开，暴露整个眼前节再按下快门拍照。

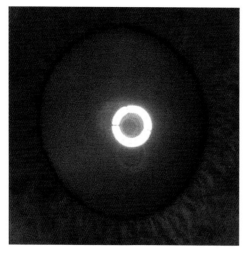
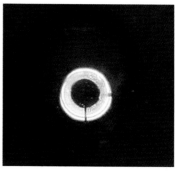

图 2-44　眼底照相机外眼及眼前节照相时的白色光环

左图为 Canon-CR2 相机所照;右图为 Canon CR-DGI 相机所照

三、眼底照相机外眼及眼前节照相的质量要求

(1) 位置要求:外眼及眼前节像上通常要求白色反光环位于瞳孔中央(图 2-45)。

(2) 眼别区分:外眼及眼前节像上应可见泪阜部位或外眦角,以便区分左、右眼(图 2-45)。

(3) 角膜显示完整:除非要显示眼睑与结膜、巩膜等,通常单张外眼及眼前节像应完整显示整个角膜(图 2-45)。根据外眼疾病情况可适当增加拍摄照片的数量以重点显示病变部位。

(4) 对焦要求:通常焦点是位于虹膜或晶状体前表面。除了角膜存在病变外,对焦准确时在正常人的外眼及眼前节像上其反光环(白色圆环)应呈均匀的圆形,圆环边界清晰。根据显示病变部位的需要不同也可对焦于角膜、结膜、晶状体皮质或后囊膜上。

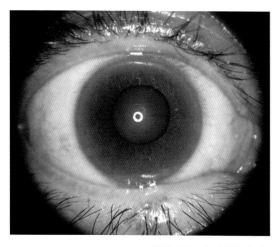
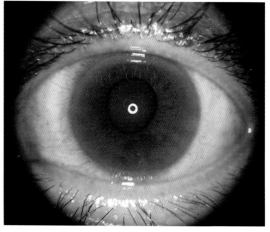

图 2-45　眼底照相机外眼及眼前节像的质量要求

白色反光环居瞳孔中央且环的边界清晰,可见外眦角,角膜显示完整。左图为右眼像,右图为左眼像

（5）眼底红光反射显示：瞳孔较大、大部分屈光间质透明时的外眼及眼前节像应能显示眼底的红光反射。

（6）散瞳：存在屈光间质混浊（如角膜云翳、白内障、玻璃体混浊等）时，除了在不散瞳情况下照相外，应尽量用托吡卡胺滴眼剂散瞳后再补充拍摄外眼及眼前节像。散瞳注意事项与前述眼底照相时散瞳注意事项相同。

四、眼底照相机外眼及眼前节照相常见质量缺陷

1. 位置不正　除了固定性斜视、严重麻痹性斜视患者眼球严重运动障碍外，通常的外眼像反射光环应位于瞳孔中央，否则应视为外眼像位置不正（图 2-46，图 2-47）。外眼像位置不正将影响对外眼及眼前节情况如晶状体混浊等的准确观察，甚至出现异常反光等假象（图 2-48，图 2-49）。

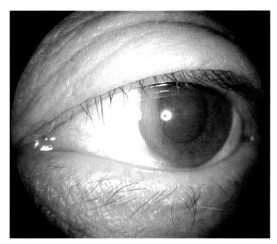
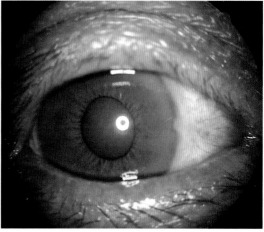

图 2-46　左右两图为不同患者，均显示外眼像位置不正及角膜显示不全

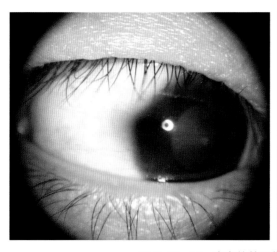
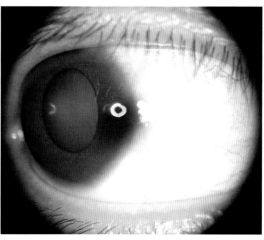

图 2-47　同一患者的外眼像位置不正及角膜显示不全
左图为照相时眼球向鼻侧转动，右图为照相时眼球向颞侧转动

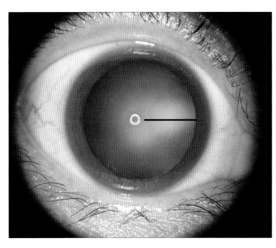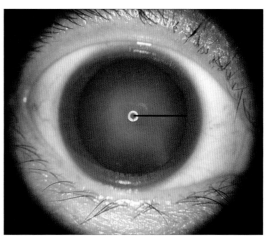

图 2-48　外眼像位置不正所致瞳孔区异常反光

女性,32 岁,散瞳眼底照相及外眼照相检查。左图示外眼像轻度位置不正所致瞳孔区出现眼底的视盘反射影,
右图为重新正位外眼照相视盘反射影消失。注意左右两图中黑线的长度是相同的,左图眼球轻度颞侧偏位

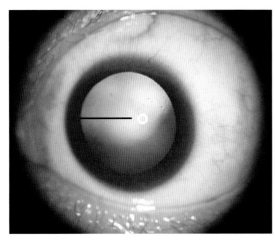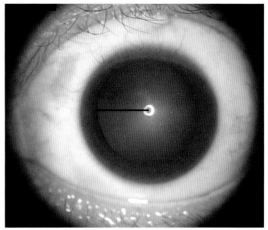

图 2-49　外眼像位置不正所致瞳孔区异常反光

男性,23 岁,−13.00D 近视,散瞳眼底照相及外眼照相检查。左图示外眼像位置不正所致瞳孔区出现眼底的
视盘周围巨大弧形萎缩斑的反射影,右图为重新正位外眼照相盘周萎缩斑反射影消失。注意左右两图中黑
线的长度是相同的,左图眼球轻度颞侧偏位

2. 曝光过强与曝光不足　与眼底照相相似,外眼像也可存在曝光过强与曝光不足现象
(图 2-50~ 图 2-53)。

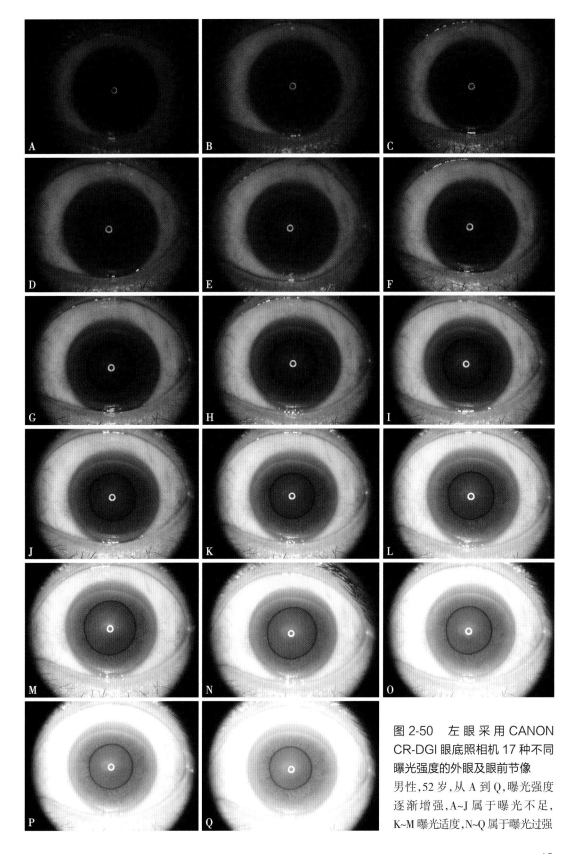

图 2-50　左 眼 采 用 CANON CR-DGI 眼底照相机 17 种不同曝光强度的外眼及眼前节像

男性,52 岁,从 A 到 Q,曝光强度逐渐增强,A~J 属于曝光不足,K~M 曝光适度,N~Q 属于曝光过强

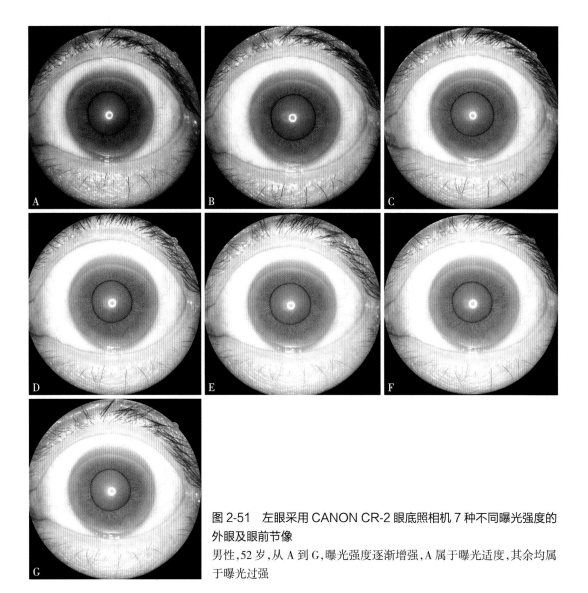

图 2-51 左眼采用 CANON CR-2 眼底照相机 7 种不同曝光强度的外眼及眼前节像

男性,52 岁,从 A 到 G,曝光强度逐渐增强,A 属于曝光适度,其余均属于曝光过强

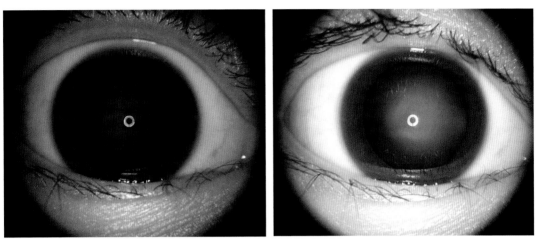

图 2-52　右眼采用 CANON CR-DGI 眼底照相机拍摄的外眼及眼前节像

女孩,10 岁,左图为曝光不足(F-4),右图为曝光适度(F-9)

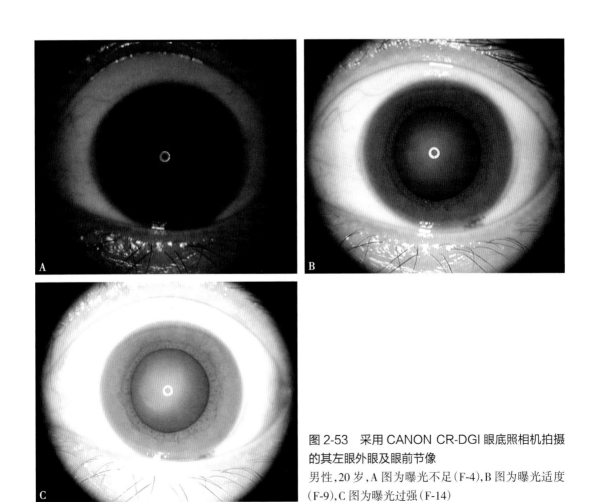

图 2-53　采用 CANON CR-DGI 眼底照相机拍摄的其左眼外眼及眼前节像

男性,20 岁,A 图为曝光不足(F-4),B 图为曝光适度(F-9),C 图为曝光过强(F-14)

3. 对焦不准　初学眼底照相机外眼照相者最易发生的错误之一。表现为外眼像发虚,白色反光环边界不清,或者呈实心圆团状(边界清楚或不清楚)(图 2-54,图 2-55)。

4. 眼别不能区分　外眼照相时未能将该眼的内眦或外眦部位显示,因此难以判断左、右眼(图 2-54)。内眦部含有泪阜等结构,外眦部可见上下眼睑汇合外眦角,这是判断左、右眼的依据。内眦部在图像右侧者属于右眼,在左侧者属于左眼;外眦部在图像右侧者属于左眼,在左侧者属于右眼。

5. 范围过大　除进行斜视筛查外,一般的眼底照相机外眼照相时,要求将该眼的内眦部或外眦部纳入以区分眼别即可,过多地超过此范围即属于外眼像范围过大(图 2-55~图 2-58)。范围过大的外眼像将影响对角膜、晶状体等眼前节结构的观察。

6. 角膜显示不完整及角膜上眼睑虚影　外眼照相时患者睑裂未开大,上、下眼睑尤其是上眼睑将角膜部分遮盖,可造成外眼像角膜显示不完整及角膜上眼睑虚影(图 2-55~图

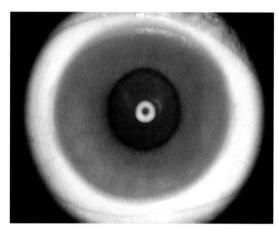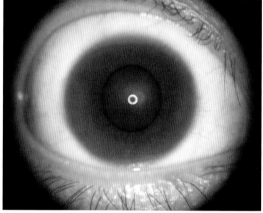

图 2-54　同一患者对焦不准与对焦准确的外眼像对比

左图为外眼像对焦不准(图像发虚,白色反光环边界不清)及眼别不能区分(看不到内眦与外眦角);右图为同一人的正常外眼像,其对焦准确,根据图像上的内眦与外眦角可判定为右眼

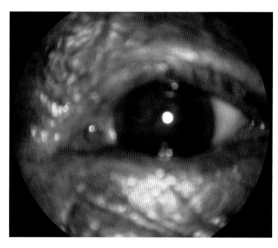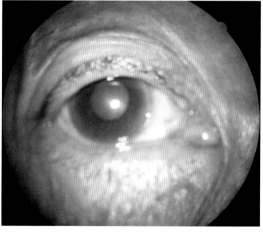

图 2-55　左右两图均显示外眼像对焦不准、范围过大及角膜显示不全。两张图像上反光环均呈实心圆团状

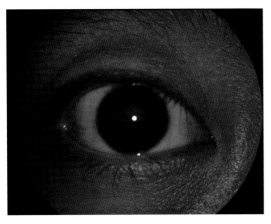

图 2-56　外眼像范围过大。此图还存在曝光不足、对焦不准

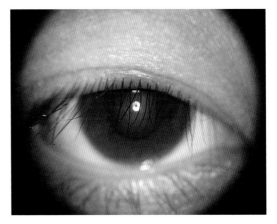

图 2-57　外眼像角膜显示不完整

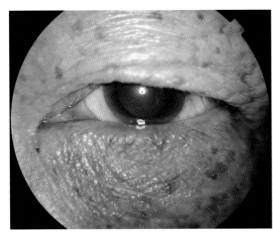

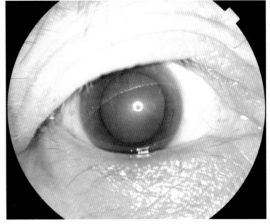

图 2-58　角膜显示不完整（左图、右图）及角膜上眼睑虚影（右图），此外还存在范围过大（左图、右图）

2-58）。多见于老年人以及配合不佳者。照相时检查者用一手的手指睁开患者眼睑通常可避免这种情况发生。

7. 镜头污迹　轻度镜头污迹在眼底照相机外眼照相时表现不像眼底像那样明显，但严重的镜头污迹在外眼像也可影响阅片观察，通常表现为在白色反光环周围出现边界模糊的灰白影（图 2-59）。

眼底照相机外眼照相的上述质量缺陷问题多可通过加强照相操作技术培训及反复实践等手段避免与改善。

远程眼科阅片时，为了进行质量控制，对基层医院上传资料的完整性及质量评估进行分级如下：①优秀：眼底像、外眼像质量均合格，上传资料完整；②合格：眼底像质量合格，外眼像存在轻度质量缺陷但不影响阅片，上传资料完整；③基本合格：眼底像或外眼像均存在轻度质量缺陷，部分上传资料缺少，但仍能进行阅片；④不合格（打回）：缺主诉、缺视力、缺眼底像或眼底像不全、非同一患者眼底像、眼底像模糊不清时缺外眼像等。

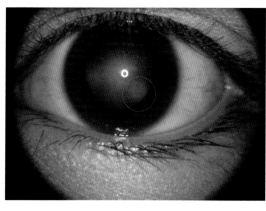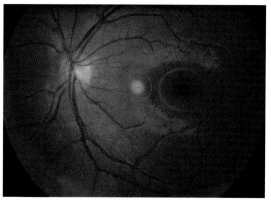

图 2-59　同一患者眼底照相机外眼像上的镜头污迹（左图蓝色圆环所示）与眼底像镜头污迹的差异（右图蓝色圆环所示）

　　表 2-1 总结了远程眼科阅片软件中的对基层医院上传资料质量评估的常用词条。

表 2-1　阅片软件中对基层医院上传资料质量评估的词条

词条分类	词条内容
眼别	左眼、右眼、双眼
资料完整性	缺主诉、主诉不完整、缺病史、缺视力、视力记录眼别颠倒、缺眼底像、缺外眼像
眼底像缺陷	位置不正、对焦不准、曝光过强、曝光不足、镜头污迹、睫毛虚影、整体模糊、黄斑暗影、周边黄色边缘、图像未裁切
外眼像缺陷	位置不正、对焦不准、曝光过强、曝光不足、眼别不能区分、范围过大、角膜显示不完整、眼睑虚影、镜头污迹、图像未裁切

第三章

糖尿病性视网膜病变的远程筛查与诊断

第一节　糖尿病性视网膜病变远程筛查的意义及筛查时机

一、糖尿病性视网膜病变远程筛查的意义

近年来糖尿病患病人数仍有不断增加趋势,2014年中国20岁以上的糖尿病患者已达9600余万。中国糖尿病性视网膜病变(diabetic retinopathy,DR)患者占糖尿病患者的25%~38%。社区人群为基础的眼病流行病学研究"北京眼病研究"(2006年)结果显示,≥45岁的糖尿病人群中DR患病率为27.9%;"邯郸眼病研究"(2009年)结果显示,≥30岁的糖尿病人群中DR患病率达43.1%,其中在自己知道有糖尿病者其DR患病率达65.2%,在新诊断的糖尿病者DR患病率为33.5%。在2015年1~8月北京同仁远程眼科中心阅片的33 199例患者中,DR占8.1%,DR是高血压视网膜病变后的第二位常见眼底病。

DR是不可逆性致盲性眼病。早期的DR患者通常无症状,出现症状时多属于较重阶段者。由于对糖尿病及其相关并发症的认知缺乏,许多患者在出现了威胁视力的DR[即糖尿病性黄斑水肿(diabetic macular edema,DME)、重度非增生性糖尿病性视网膜病变(nonproliferative diabetic retinopathy,NPDR)和增生性糖尿病性视网膜病变(proliferative diabetic retinopathy,PDR)]后才到医院就诊,这些患者治疗难度大、花费多、预后差;另一方面,相当多的糖尿病患者一诊断糖尿病后就急切地到三级医院眼科就诊。实际上,早期DR患者不需要到眼科专科进行特殊干预,但需要加强控制血压、血糖、血脂,并长期、定期复查眼底。此外,目前中国眼科医师尤其是眼底病专业医师人数少,且多分布在城市大医院。而不同程度的DR通过眼底照相(单张眼底像仅几百Kb大小)可客观记录与远程传送。因此,开展DR远程筛查即在基层单位眼底照相、阅片中心远程阅片的模式对于改善DR的防控效率以及防止DR致盲具有重要意义。

此外,DR筛查完全符合世界卫生组织(WHO)推荐的Wilson-Jungner疾病筛查十条原则,即DR防治是非常重要的公共卫生问题,DR具有明确的诊断与分期标准,其发病机制较为明确,具有富有成本效果的筛查诊断手段,具有有效的干预及治疗方法等(表3-1)。

二、糖尿病性视网膜病变远程筛查的对象与筛查时机

(1)年龄≥30岁者:在诊断为糖尿病时即使无任何视觉症状,也需要进行筛查。此后每年筛查一次。

(2)年龄<30岁者:在诊断为糖尿病后3~5年内,进行首次筛查。此后每年筛查一次。

(3) 已经存在 DR 的患者:根据病情每 3 个月~1 年需要进行一次眼底检查(表 3-2),必要时转眼底专业医师处理。

表 3-1　WHO 推荐的 Wilson-Jungner 筛查原则与 DR 筛查的一致性

Wilson-Jungner 筛查原则	与 DR 筛查的一致性
(1) 筛查的疾病应当是重要的公共卫生问题	(1) 糖尿病及 DR 均是重要的公共卫生问题
(2) 查出该病患者后应有干预治疗的方法	(2) 激光治疗、抗 VEGF、玻璃体切割术对 DR 是可行的治疗手段
(3) 诊断与治疗该病的设备是可及的	(3) 多数眼科检查设备适用于 DR 的诊断与治疗
(4) 该病的早期或潜伏期应可以检测	(4) 视网膜微血管瘤等是 DR 的早期可识别的体征
(5) 筛查方法或手段是可行的	(5) 眼底照相筛查是 DR 筛查的可行手段
(6) 筛查方法或手段应能被公众接受	(6) 眼底照相筛查无创快捷已经被公众接受
(7) 该病的自然史包括从潜伏期到出现明显症状应被充分理解	(7) DR 进展从非增生期到增生期的过程已经得到认识
(8) 对患者的治疗应有一致的方案或政策	(8) DR 的治疗指南是具有循证依据的
(9) 查出每例患者的花费应当具有一定的成本效果	(9) 目前检测和治疗 DR 的花费因可改善视力、提高生活质量因而是可接受的
(10) 查出患者应当是一连续过程而不应是一过性的项目	(10) 对已查出 DR 患者的随访以及对新患者检出是目前常见的 DR 临床实践活动

表 3-2　DR 与 DME 不同分级的眼底像表现及处理建议

DR 与 DME 分级	眼底像表现	处理建议(均需控制血糖、血压、血脂)
无明显 DR	无异常	1 年后复查眼底像
轻度 NPDR	只存在视网膜微血管瘤	半年后复查眼底像
中度 NPDR	除视网膜微血管瘤外,还存在出血斑、棉绒斑(cotton wool spots)、静脉串珠(venous beading)等;但轻于重度	3 个月后复查眼底像
重度 NPDR	存在下列体征之一,但无 PDR:①4 个象限的每个象限多于 20 个视网膜出血斑;②2 个象限静脉串珠;③1 个象限的视网膜内微血管异常(intraretinal microvascular abnormalities,IRMA)	可考虑全视网膜光凝(panretinal photocoagulation,PRP)治疗(4 周内转眼底专业医师)
PDR	存在下列体征之一:①视盘或视网膜新生血管形成;②玻璃体积血或视网膜前出血	选择性施行 PRP 或玻璃体手术治疗(4 周内转眼底专业医师)
轻度 DME	后极部视网膜增厚或硬性渗出,但远离黄斑中心(1000μm 外)	半年后复查眼底像
中度 DME	视网膜增厚或硬性渗出,接近黄斑中心但未波及黄斑中心(500~1000μm)	选择性施行黄斑光凝、玻璃体内注射抗血管内皮生长因子(vascular endothelial growth factor,VEGF)制剂或糖皮质激素(4 周内转眼底专业医师)
重度 DME	视网膜增厚或硬性渗出,波及黄斑中心(500μm 内)	选择性施行黄斑光凝、玻璃体内注射抗 VEGF 制剂或糖皮质激素(4 周内转眼底专业医师)

第二节　糖尿病性视网膜病变远程筛查方法与分级标准

一、糖尿病性视网膜病变远程筛查的方法

经过培训的各级医疗机构以及与医疗机构协作的健康服务相关机构均可开展远程 DR 筛查。

远程 DR 筛查以数码眼底照相作为基础。基层单位建立患者电子个人健康档案,内容至少包括:姓名、性别、生日、视力、主诉、糖尿病类型与病程、眼底像。

通常每眼单张 45°眼底照相(单张眼底像质量标准见本书第二章第一节),图像传输至云平台数据库后,由与基层单位协作的阅片中心眼科医师进行远程阅片评价,阅片结果通过软件返回基层单位及患者。对于因屈光间质混浊致使眼底像确实不清楚者,应照眼前节像(眼底照相机外眼及眼前节像质量标准见本书第二章第二节)。

下列情况需要散瞳后照相:①矫正视力 <0.5;②患者年龄≥60 岁;③眼底像质量较差,如整体模糊、黄斑区暗影、像周边大范围黄色边缘等;④拟多视野眼底照相时。

散瞳方法及注意事项:采用 0.5% 复方托吡卡胺滴眼剂滴眼,15~20 分钟后,瞳孔直径达 6.0mm 以上。个别患者需多次滴药才能散大瞳孔,通常 6~8 小时恢复。可疑闭角型青光眼或未经治疗的闭角型青光眼散瞳有诱发眼压升高的可能,因此散瞳前应进行裂隙灯显微镜周边前房深度检查以及病史询问。

远程阅片报告应包括:①患者资料及图像质量评估;②是否存在 DR 及 DME;③DR 程度(分级);④是否需要转眼底专业医师进一步诊治。

二、糖尿病性视网膜病变远程筛查的软硬件及人员要求

基层单位应具备:①眼底照相机;②远视力表;③与互联网连接的计算机;④与云平台连接的图像上传软件及阅片结果查看软件。

基层单位眼底照相人员要求经过培训,熟悉计算机使用及眼底照相操作。阅片中心的阅片人员需为眼科医师,并经过 DR 及 DME 阅片分级的培训。

三、糖尿病性视网膜病变远程筛查与诊断服务能力的分级

DR 远程筛查诊断服务能力分三个等级:

(1) 初级筛查:将患者分两类:第一类,无 DR 或轻度 DR(即仅有视网膜微血管瘤);第二类:轻度以上 DR。要求将第二类患者转诊。合格的单张 45°眼底像可满足此需求。

(2) 中级筛查:准确判断患者是否存在威胁视力的 DR。要求将威胁视力的 DR(是指重度 NPDR、PDR 以及 DME 患者)在 4 周内转诊给眼底专业医师,以便进行相应治疗。合格的单张 45°眼底像结合视力、主诉等可大部分满足此需求。

(3) 高级筛查:确定 DR 和 DME 的所有分期,能制定恰当的治疗方案。即使有视力与主诉等,单张 45°眼底像仅能部分满足此需求。对此应散瞳多视野眼底照相、眼底像拼图甚至结合荧光素眼底血管造影(FFA)、相干光断层成像(OCT)等检查。本书作者评价 85 例 162

眼单张 45°眼底像判定 DR 分级与 FFA 作为金标准分级的一致性,结果显示,单张 45°眼底像检测有无 DR 的敏感性可达 95% 以上,对重度 NPDR 及 PDR 检测的敏感性为 57.9%。

四、糖尿病性视网膜病变的诊断标准

DR 的明确诊断需同时符合下列三条:①有明确的糖尿病病史;②眼底像有典型视网膜微血管瘤、出血、渗出、新生血管、黄斑水肿等表现;③排除其他原因所致的类似视网膜病变。

五、糖尿病性视网膜病变及糖尿病性黄斑水肿远程筛查分级与处理建议

DR 与 DME 远程筛查分级及处理建议主要依据 2003 年国际 DR 与 DME 的分期标准(表 3-2)。

确定重度 NPDR 标准的象限划分的中点是视盘中心,但单张 45°眼底像对于 4 个象限划分并不充分,有条件的单位可进行散瞳后多个视野眼底照相。

DME 程度与 DR 程度并不完全平行。

黄斑区硬性渗出(hard exudates)是目前或既往存在 DME 的一种体征,DME 的定义是视网膜增厚,除眼底像外,可结合 OCT 扫描、散瞳后裂隙灯前置镜、眼底立体照相等检查方法。单纯根据眼底像存在硬性渗出判定 DME 以及其程度,由于对有无视网膜增厚较难准确判断,有漏诊、误诊的可能。

DME 分级时通常依据硬性渗出距离黄斑中心凹的距离,肉眼判断大致根据视盘的直径(1 个视盘直径约 1500μm)作为参照(图 3-1),利用计算机软件进行测量判定可提高远程阅片的工作效率。

六、糖尿病性视网膜病变及糖尿病性黄斑水肿分级眼底像样片

糖尿病性视网膜病变及糖尿病性黄斑水肿分级眼底像样片见图 3-2~ 图 3-33。

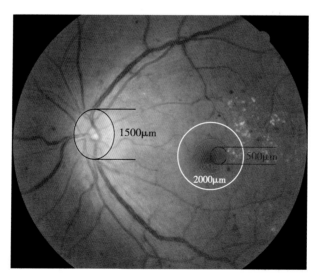

图 3-1　DME 分级时硬性渗出距离中心凹的距离判定示意图

红环直径 500μm,蓝环直径 1000μm,白环直径 2000μm,此图患者的硬性渗出距离中心凹 500~1000μm,属于中度 DME

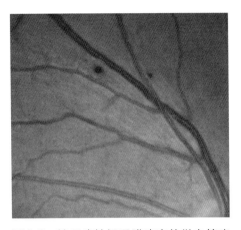

图 3-2　糖尿病性视网膜病变的微血管瘤（如蓝圈内所示）

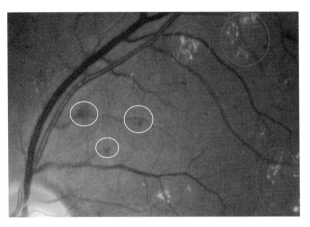

图 3-3　糖尿病性视网膜病变的出血斑（如白圈内所示）及硬性渗出斑（如蓝圈内所示）

硬性渗出斑应注意与玻璃膜疣（drusen）鉴别，通常硬性渗出斑更白、更亮，位于视网膜神经上皮层内，玻璃膜疣不如硬性渗出斑那样白亮，位于视网膜色素上皮下。黄斑部出现硬性渗出是 DME 的重要标志

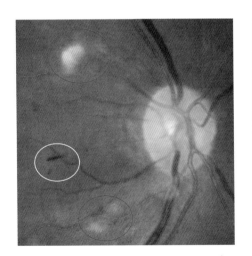

图 3-4　糖尿病性视网膜病变的出血斑（如白圈内所示）及棉绒斑（软性渗出斑）（如蓝圈内所示）

通常认为棉绒斑系视网膜神经纤维层缺血性梗死所致，在高血压性视网膜病变也常出现

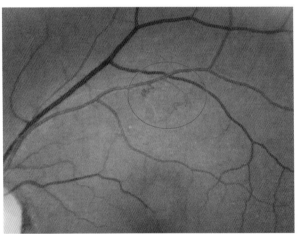

图 3-5　糖尿病性视网膜病变的视网膜内微血管异常（IRMA）

女性，58 岁。2 型糖尿病史 6 年。蓝色环内的血管异常属于 IRMA，它是小动脉与小静脉之间的毛细血管网广泛闭合后，产生的扩张的毛细血管成分，其特征表现为，介于视网膜较大血管之间的、成片的细小红色弯曲样改变，与规则的视网膜血管分支阵列相脱离，在形态上与新生血管相似

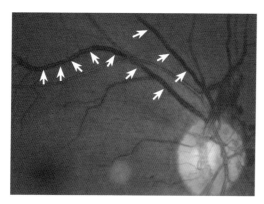

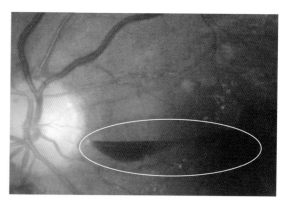

图 3-6 糖尿病性视网膜病变的视网膜静脉串珠（如白箭头所示）

视网膜静脉串珠是视网膜严重缺血的一种体征，因视网膜静脉内皮细胞增生但尚未形成新生血管所致

图 3-7 糖尿病性视网膜病变的视网膜前出血（如白圈内所示）

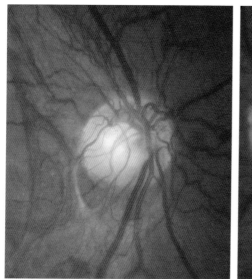

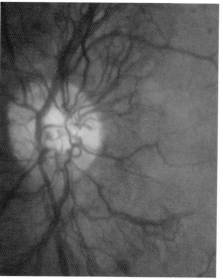

图 3-8 糖尿病性视网膜病变的视盘及视网膜表面新生血管

男性，53 岁。2 型糖尿病史 10 年。左图为右眼，右图为左眼

(一) 轻度 NPDR

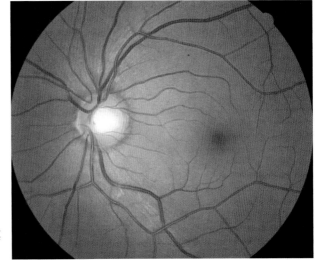

图 3-9 轻度 NPDR

男性,48 岁,左眼眼底视盘颞上方视网膜孤立的微血管瘤

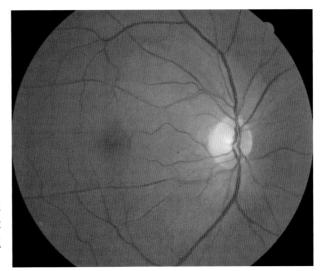

图 3-10 轻度 NPDR

男性,63 岁,右眼眼底散在少量视网膜微血管瘤,同时合并有视网膜动脉缩窄、动静脉交叉压迫征、裂隙状 RNFLD 等高血压性视网膜病变的体征

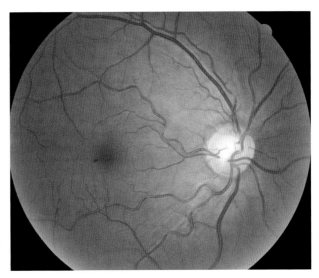

图 3-11 轻度 NPDR

男性,60 岁,右眼眼底黄斑区散在少量视网膜微血管瘤,同时合并有视网膜动脉缩窄、动静脉交叉压迫征等高血压性视网膜病变的体征

（二）中度 NPDR

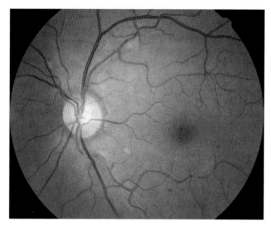

图 3-12　中度 NPDR

男性,60 岁,左眼眼底散在少量视网膜微血管瘤、出血斑、硬性渗出斑、棉绒斑。同时合并有视网膜动脉缩窄、动静脉交叉压迫征等高血压性视网膜病变的体征

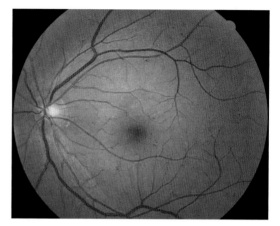

图 3-13　中度 NPDR

男性,45 岁,左眼眼底散在视网膜微血管瘤及出血斑

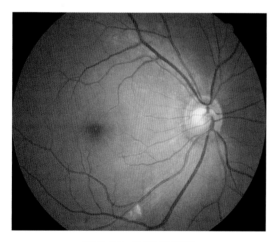

图 3-14　中度 NPDR

男性,50 岁,右眼眼底孤立的视网膜棉绒斑

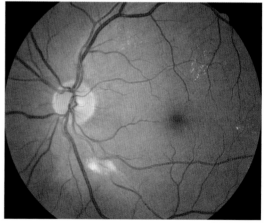

图 3-15　中度 NPDR

男性,63 岁,左眼眼底散在视网膜微血管瘤、出血斑、棉绒斑及硬性渗出斑

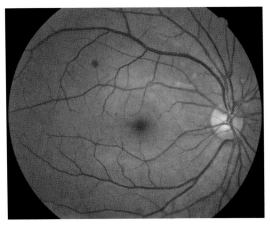 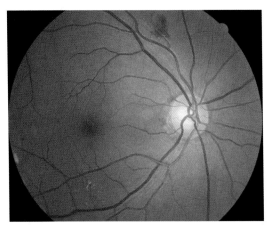

图 3-16　中度 NPDR

男性,48 岁,右眼眼底散在少量视网膜微血管瘤、出血斑

图 3-17　中度 NPDR

女性,57 岁,右眼眼底散在少量视网膜微血管瘤、出血斑、硬性渗出斑

(三) 重度 NPDR

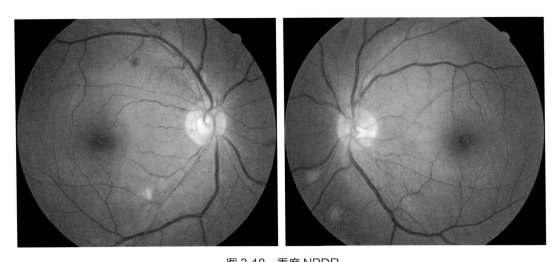

图 3-18　重度 NPDR

男性,47 岁,双眼(左图为右眼,右图为左眼)眼底散在视网膜微血管瘤、出血斑、棉绒斑及 IRMA

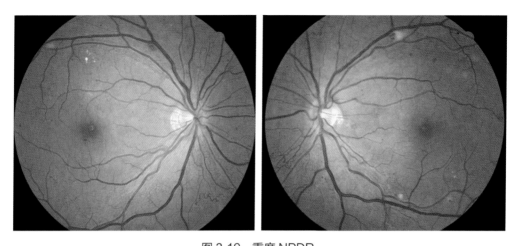

图 3-19　重度 NPDR

男性,45 岁,双眼(左图为右眼,右图为左眼)眼底散在视网膜微血管瘤、出血斑、棉绒斑及 IRMA

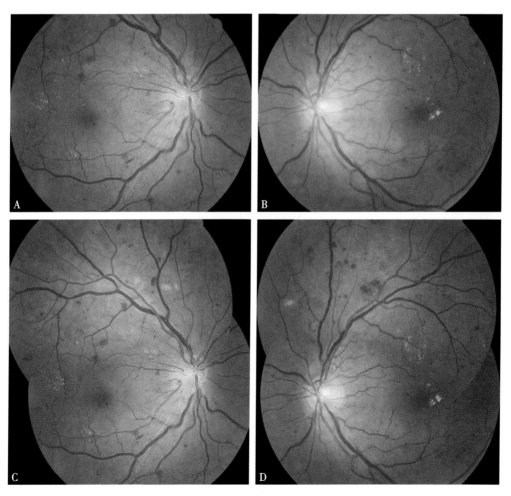

图 3-20　重度 NPDR

男性,51 岁,双眼眼底散在较多的视网膜微血管瘤、出血斑、硬性渗出斑及静脉串珠样改变。A、B 为
单张眼底像;C、D 为两张眼底像拼图

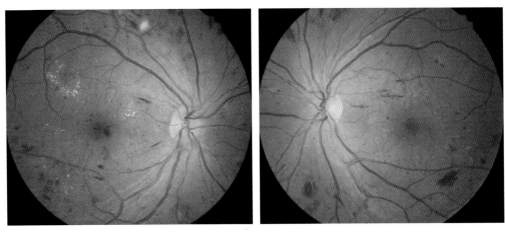

图 3-21 重度 NPDR

女性,45 岁,双眼(左图为右眼,右图为左眼)眼底散在较多的视网膜微血管瘤、出血斑、硬性渗出斑及棉绒斑

(四) PDR

图 3-22 PDR

男性,48 岁,左眼眼底散在出血斑、硬性渗出斑
及视网膜前出血、下方玻璃体轻度积血

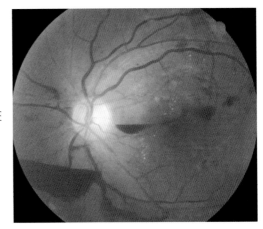

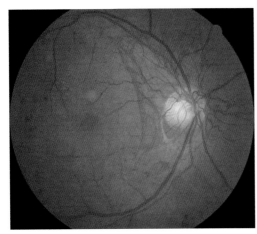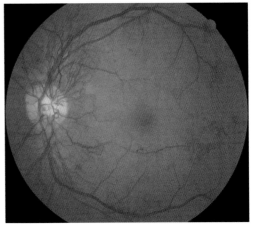

图 3-23 PDR

男性,53 岁,双眼(左图为右眼、右图为左眼)视盘及视网膜广泛新生血管形成,右眼合并视网膜前增殖膜

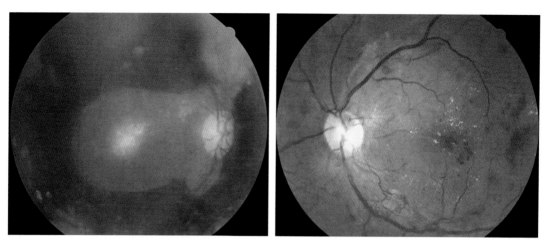

图 3-24　PDR

女性,52 岁,右眼(左图)眼底模糊,可见大范围、围绕视盘及黄斑的视网膜前出血,黄斑区严重硬性渗出斑;左眼(右图)视网膜动脉弥漫性缩窄,颞下方视网膜静脉串珠,颞上及颞下血管弓旁较大范围的视网膜新生血管,后极部视网膜散在较多出血斑及硬性渗出斑,渗出波及黄斑中心凹(重度 DME)

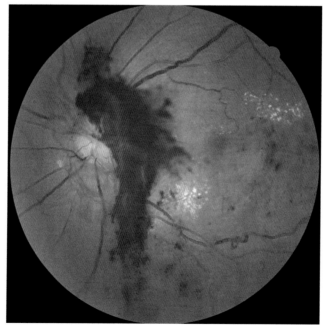

图 3-25　PDR

女性,52 岁,因视盘新生血管导致视盘及周围视网膜表面大片
出血,部分玻璃体积血

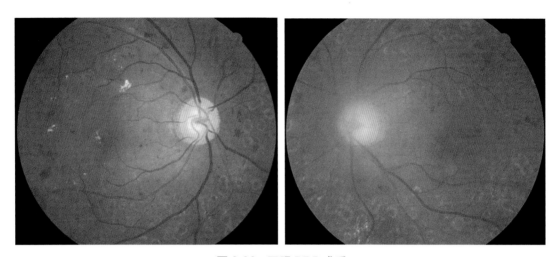

图 3-26 双眼 PRP 术后

PRP 术后患者通常在分类上划归到 PDR 范畴。此患者为女性,63 岁,双眼(右图为左眼,左图为右眼)视网膜除了较多大小不等的激光斑外,还可见较多的微血管瘤、出血斑及硬性渗出,左眼可见后极部向心性模糊,为晶状体后囊下混浊所致

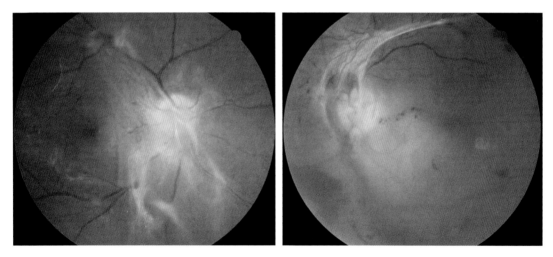

图 3-27 PDR

男,63 岁,右眼(左图)视网膜前广泛增殖膜,左眼(右图)视网膜前增殖膜、玻璃体积血

（五）轻度 DME

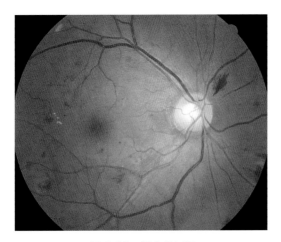

图 3-28　轻度 DME

后极部视网膜硬性渗出远离黄斑中心（1000μm 外），此例患者还可见其他部位中等数量微血管瘤、出血斑

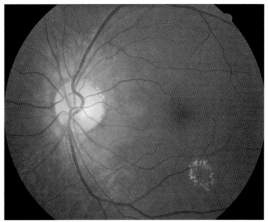

图 3-29　轻度 DME

后极部视网膜硬性渗出远离黄斑中心（1000μm 外）

（六）中度 DME

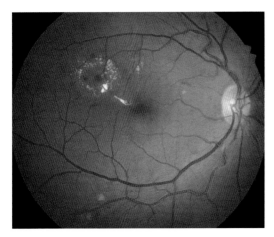

图 3-30　中度 DME

视网膜硬性渗出接近黄斑中心但未波及黄斑中心（500~1000μm），此例患者还可见其他部位中等数量微血管瘤、出血斑及少量棉绒斑

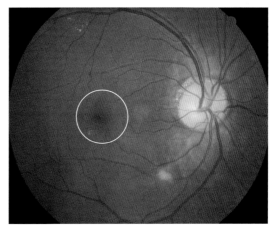

图 3-31　中度 DME

视网膜硬性渗出接近黄斑中心但未波及黄斑中心（500~1000μm）（白圈），此例患者还可见其他部位的硬性渗出及少量棉绒斑

（七）重度DME

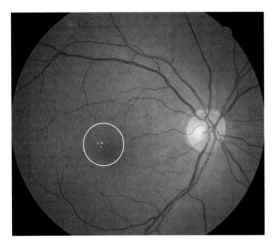 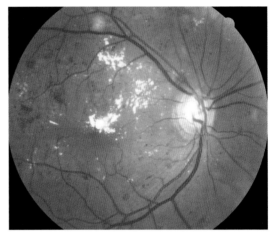

图 3-32　重度 DME

视网膜硬性渗出波及黄斑中心 500μm 内（白圈），此例患者还可见较多的视网膜微血管瘤及少量出血斑

图 3-33　重度 DME

视网膜硬性渗出波及黄斑中心 500μm 内，此例患者还可见较多的视网膜微血管瘤、出血斑、棉绒斑等

第四章

高血压性视网膜病变的远程筛查与诊断 ■·■··■ ·■·■■

第一节 高血压性视网膜病变远程筛查的意义与诊断标准

高血压以及与之相关的心脑血管疾病是造成死亡的最重要的疾病。目前中国高血压患者逾亿,眼底照相远程筛查及定期随访是监测血压控制效果的最重要的手段。与糖尿病性视网膜病变一样,诊断高血压后不必急于到专科医院就诊,在基层医院眼底照相,必要时进行眼科转诊即可。

不同的眼底异常表现可反映不同的高血压病程,如局限性视网膜动脉缩窄反映近期血压升高状况,而弥漫性视网膜动脉缩窄和动静脉交叉压迫征反映长期持续的血压升高状况。此外,眼底异常表现与冠心病、脑卒中等心脑血管疾病密切相关,甚至有利于预测脑卒中的危险性。

高血压性视网膜病变的诊断标准:①具有原发性或继发性高血压病史;②眼底像上存在视网膜动脉管径、管壁改变以及血管渗透性异常所致视网膜改变(如出血、渗出等)甚至视盘水肿性改变;③除外表现类似的其他视网膜、视神经病变如糖尿病性视网膜病变、视网膜中央静脉阻塞、视盘血管炎、前部缺血性视神经病变、颅内压升高所致视盘水肿等。

第二节 高血压性视网膜病变的远程筛查分级标准

高血压性视网膜病变远程筛查与诊断以 45° 单张眼底数码照相作为判定的基础。眼底数码照相的质量标准见本书第二章第一节。建议患者采用复方托吡卡胺散瞳后再进行眼底照相,以改进眼底像图像质量。

目前尚缺乏被广泛接受的高血压性视网膜病变的分级标准。既往多采用 Keith-Wagener-Barker 分级标准以及 Scheie 分级标准(表 4-1、表 4-2),将高血压性视网膜病变分为 4 级。这些分级既往多采用主观性较强、可靠性较差的直接检眼镜进行观察评价。此外,这两种分级方法的局限性还包括:①对于轻度视网膜血管改变的分级不明确,Ⅰ级和Ⅱ级之间在临床上很难严格区分开来;②分级与高血压病情的严重程度缺乏较好的相关性。

我们建议的高血压性视网膜病变的远程筛查与诊断分级主要依据 2004 年 Wong TY 和 Mitchell P 视网膜血管异常的分级方法,并对其进行了改进(表 4-3),主要是增加了局限性视网膜神经纤维层缺损作为中期高血压性视网膜病变的表现之一,局限性视网膜神经纤维层缺损常常是局部棉绒斑消退后局部视网膜的继发性改变,它与青光眼性损害的局限性视网

表 4-1　传统的 Keith-Wagener-Barker 高血压性视网膜病变分级标准

分级	表现
Ⅰ级	视网膜小动脉轻、中度缩窄,伴有动静脉比值≥1∶2
Ⅱ级	视网膜小动脉中、重度缩窄(局部或弥漫性),伴有动静脉比值<1∶2 或存在动静脉交叉压迫征
Ⅲ级	双眼视网膜软性渗出或火焰状出血
Ⅳ级	双眼视盘水肿

表 4-2　传统的 Scheie 高血压性眼底改变及视网膜动脉硬化的分级标准(1953 年)

分级	高血压性眼底改变	视网膜动脉硬化
Ⅰ级	广泛的小动脉狭窄,无局限性狭窄	小动脉光反射增宽,有轻度或无动静脉交叉压迫征
Ⅱ级	小动脉狭窄更明显,可有小动脉局部收缩	小动脉光反射增宽即动静脉交叉压迫征较明显
Ⅲ级	局部和弥漫性小动脉狭窄更明显,可能有视网膜出血	小动脉成铜丝状,动静脉交叉压迫征较明显
Ⅳ级	上述表现,并有视网膜水肿、硬性渗出及视盘水肿	银丝状动脉,动静脉交叉压迫征更重

膜神经纤维层缺损的区别在于,青光眼局限性视网膜神经纤维层缺损与盘沿改变的位置相对应,且与盘沿相连,主要位于视盘的颞下及颞上方视网膜;而高血压性视网膜病变的局限性视网膜神经纤维层缺损位置不定,且与视盘多不相连。

高血压性视网膜病变远程筛查分级可分为轻度、中度、重度三级,其与心脑血管疾病的相关性、处理建议见表 4-3。在这一分级方法中,轻度、中度、重度高血压性视网膜病变的主要鉴别在于观察眼底像上视网膜血管、视网膜本身以及视神经的改变作为界定分级的依据,视网膜血管、视网膜本身的改变可有一种或多种并存,在远程阅片筛查时易于记忆掌握。

表 4-3　高血压性视网膜病变的远程筛查分级标准以及与心脑血管疾病的相关性、处理建议

分级	眼底像表现	与心脑血管疾病的相关性	处理建议
无	无异常表现	无	常规降血压治疗
轻度	只有视网膜动脉管径与管壁的改变。至少存在以下一种体征:①弥漫性视网膜动脉缩窄;②局限性视网膜动脉缩窄;③动静脉交叉压迫征;④动脉管壁混浊,即铜丝样或银丝样改变	与临床型脑卒中、亚临床型脑卒中、冠心病和死亡率的风险中度相关[比值比(OR)值>1,<2]	对心血管危险因素更密切监测
中度	除了轻度表现外,存在视网膜病变。至少存在以下一种体征:①视网膜出血(点状、片状、火焰状);②微血管瘤;③棉绒斑;④硬性渗出;⑤局限性视网膜神经纤维层缺损	与临床型脑卒中、亚临床型脑卒中、认知能力下降和心血管死亡率的风险强相关(OR 值≥2)	应用积极措施以减小危险性
重度	除了中度表现外,存在视盘水肿	与死亡率的风险强相关(OR 值≥2)	紧急降血压治疗

慢性高血压的自然病程中通常从视网膜血管改变(轻度高血压性视网膜病变),到视网膜改变(中度高血压性视网膜病变)、视神经改变(重度高血压性视网膜病变)依次发生,但急进性高血压(包括慢性肾炎、肾病综合征、肾动脉狭窄、妊娠高血压综合征(又称妊娠期高血压疾病)、嗜铬细胞瘤等继发性高血压)这些改变并不一定依次发生,常可直接出现中度或重度高血压性视网膜病变。此外,某些急进性高血压如妊娠期高血压疾病的眼底表现具有一定的特殊性。

弥漫性视网膜动脉缩窄的定义:视网膜 2 级分支动脉及静脉的管径比值(A/V)普遍 <2:3。

局限性视网膜动脉缩窄的定义:非视盘区的视网膜 2 级分支动脉发生局部变窄,与同一血管的相邻近端或远端相比,直径减小达 1/3 以上。

动静脉交叉压迫征的定义:视盘外 1/2 视盘直径以外的区域,视网膜动脉、静脉交叉处的远近两端静脉血柱均出现笔尖样逐渐变窄、血流中断、静脉拱桥、S 状改变等。

重度高血压性视网膜病变应与前部缺血性视神经病变鉴别,后者特征为单眼的视盘水肿、严重的视力下降和象限性视野缺损,而高血压性视网膜病变视盘水肿多为双眼,视力下降较轻,视野表现为生理盲点扩大。

远程阅片报告应对高血压性视网膜病变做出分级诊断并提出处理建议供内科医师参考。

妊娠期高血压疾病(hypertensive disorders complicating pregnancy)约占妊娠妇女的 10%,其基本病变是全身小动脉痉挛,导致血压升高、蛋白尿、水肿、血液浓缩以及各个器官的缺血缺氧表现。在分类上包括轻度、中度、重度妊娠期高血压疾病(先兆子痫、子痫)。妊娠期高血压疾病患者眼底像表现多为视网膜动脉弥漫性缩窄(痉挛)(图 4-1),以及在此基础上出现局限性视网膜动脉缩窄,重者在缩窄血管附近出现局限性视网膜水肿(图 4-2)、棉绒斑及出血斑,甚至渗出性神经上皮脱离、视盘水肿。对于远程医疗筛查出妊娠期高血压疾病患者出现视网膜水肿、渗出及出血等损害时,应及时进行妇产科转诊,根据情况为保障母婴的安全,应适时终止妊娠。妊娠期高血压疾病应与妊娠合并原发性高血压或慢性肾炎进行鉴别诊断,后两者的眼底多表现为视网膜动脉硬化迂曲、动静脉交叉征阳性、视网膜棉绒斑或出血

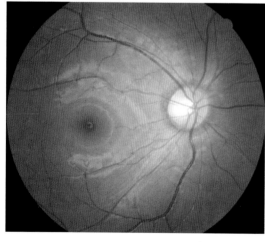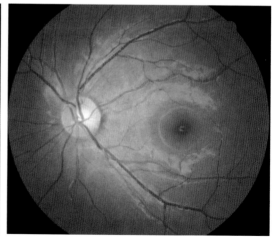

图 4-1　妊娠期高血压疾病患者双眼弥漫性视网膜动脉缩窄

女性,25 岁。妊娠 26 周,第一胎。血压 140/100mmHg。矫正视力双眼均 1.0。双眼(左图为右眼,右图为左眼)视网膜动脉普遍变细,反光强

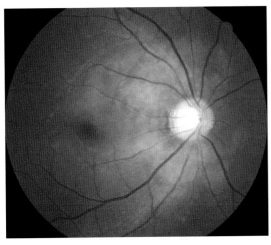
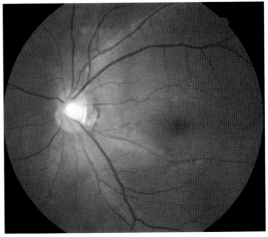

图 4-2　妊娠期高血压疾病患者局部视网膜水肿

女性,35 岁。妊娠 30 周,第一胎。血压 150/100mmHg。矫正视力右眼 0.6,左眼 1.0,右眼(左图)黄斑区及周围视网膜水肿,可疑视网膜神经上皮脱离,右图为左眼眼底像

斑等。此外,从既往史、现病史、高血压程度、全身水肿程度、尿蛋白情况、血液检查及产后随访等多个方面均可进行鉴别。妊娠期高血压疾病既往无高血压史;一般为妊娠 20 周后发病,多为年龄较轻的第一胎;血压一般 <200/120mmHg,往往伴有自觉症状;常有不同程度全身性水肿,尿蛋白量不定,一般无管型;血液检查尿素氮及胆固醇一般无增高;产后随访时,血压及眼底改变可逐渐恢复正常。

高血压性视网膜病变分级样片见图 4-3~ 图 4-17。

(一) 轻度高血压性视网膜病变

该期眼底像上除了视网膜动脉的改变外,不存在视网膜病变。

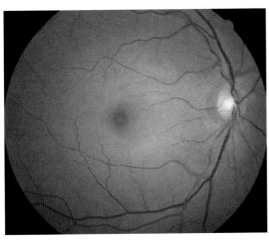
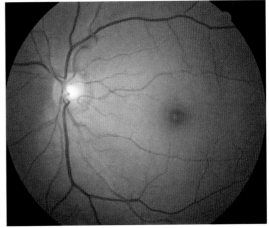

图 4-3　轻度高血压性视网膜病变

女性,48 岁,高血压史 4 年。双眼(左图为右眼,右图为左眼)眼底弥漫性视网膜动脉缩窄,动静脉交叉征明显

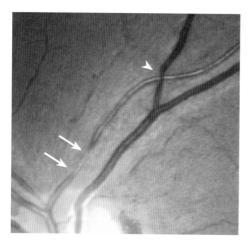

图 4-4　高血压性视网膜病变的局限性视网膜动脉缩窄（白箭处）及动静脉交叉压迫征的静脉拱桥（白箭头处）

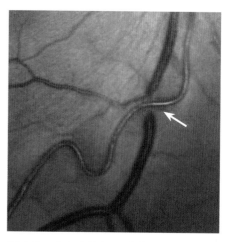

图 4-5　高血压性视网膜病变的动静脉交叉征，静脉血流中断（白箭处）

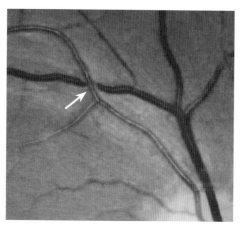

图 4-6　高血压性视网膜病变的动静脉交叉征，静脉血流中断（白箭处）

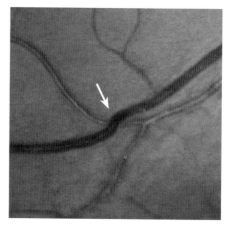

图 4-7　高血压性视网膜病变的动静脉交叉征，静脉 S 状改变（白箭处）

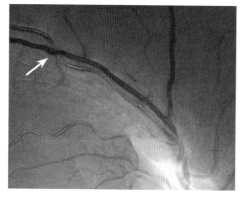

图 4-8　高血压性视网膜病变的动静脉交叉征，静脉 S 状改变（白箭处）

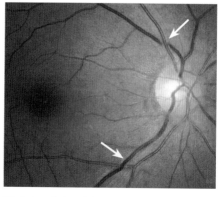

图 4-9　高血压性视网膜病变的视网膜动脉反光增强与动静脉交叉征（白箭处）

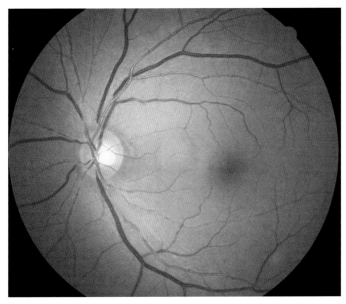

图 4-10　轻度高血压性视网膜病变

女性,58 岁,可见视网膜动脉弥漫性缩窄,动静脉交叉征明显

(二) 中度高血压性视网膜病变

该期眼底像上除了视网膜动脉的改变外,还存在视网膜病变。

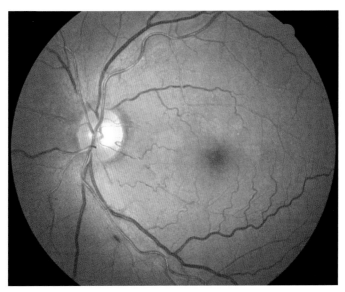

图 4-11　中度高血压性视网膜病变

男性,57 岁,除了视网膜动脉弥漫性缩窄、动静脉交叉征外,颞下方
视网膜还存在出血斑

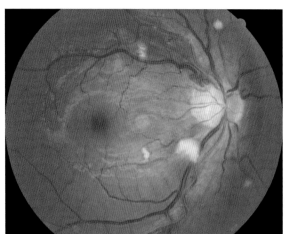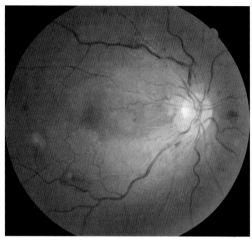

图 4-12　中度高血压性视网膜病变

左图为男性,34 岁,原发性高血压史 5 年,眼底像上可见视网膜动脉弥漫性缩窄,反光增强,动静脉管径比值约 1∶2,静脉迂曲,血管鞘出现,动静脉交叉征,局限性视网膜神经纤维层缺损以及多处棉绒斑;右图为女性,55 岁,原发性高血压史 8 年,眼底像上可见视网膜动脉弥漫性及局限性缩窄,动脉呈铜丝状,动静脉管径比值约 1/3,动静脉交叉征,多处火焰状出血,黄斑前膜

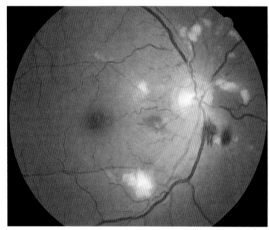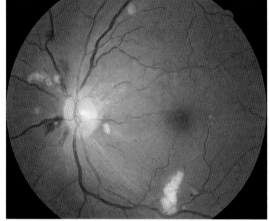

图 4-13　中度高血压性视网膜病变

男性,56 岁,双眼(左图为右眼,右图为左眼)中度高血压性视网膜病变,除了视网膜动脉改变外,视网膜散在出血斑与棉绒斑

（三）重度高血压性视网膜病变

高血压患者出现视盘水肿性改变，但需除外前部缺血性视神经病变等。

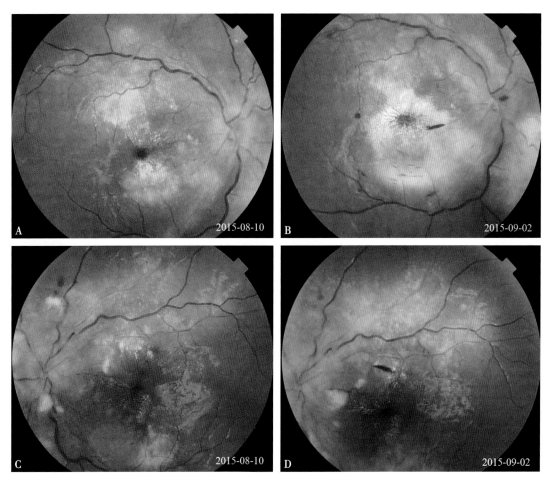

图 4-14　重度高血压性视网膜病变

女性，18 岁，急性继发性高血压（慢性肾衰）2 次随诊，A、C 两图为 2015 年 8 月的双眼眼底像，B、D 两图为 2015 年 9 月份的双眼眼底像。双眼视盘充血、边界不清，视网膜动脉弥漫性缩窄，后极部视网膜广泛水肿与渗出，黄斑区星状改变，9 月份右眼眼底黄斑区渗出加重，左眼出现新的出血斑、棉绒斑

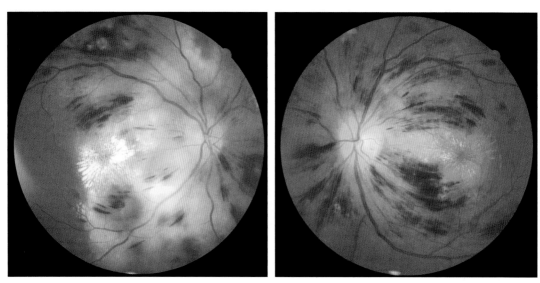

图 4-15　重度高血压性视网膜病变
男,32 岁,双眼(左图为右眼,右图为左眼)慢性肾炎继发性高血压

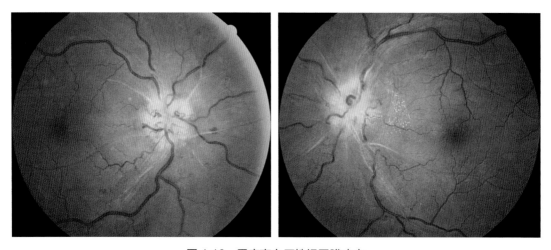

图 4-16　重度高血压性视网膜病变
男性,43 岁,双眼(左图为右眼,右图为左眼)视盘水肿,视网膜动脉极细,部分血管白鞘,静脉迂曲怒张,视网膜散在出血与渗出斑

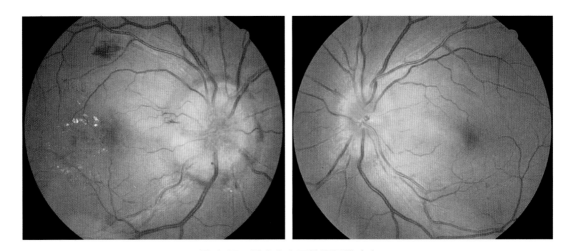

图 4-17　重度高血压性视网膜病变

男性,52 岁,双眼(左图为右眼,右图为左眼)视盘水肿,右眼更重,右眼视网膜散在出血斑与渗出斑,左眼视网膜散在出血斑

第五章

青光眼的远程筛查与诊断

青光眼一直是全球范围内不可逆性盲的首位原因。中国 40 岁以上者原发性青光眼患病率约 2.0%，2015 年患病人数达 1300 万。但迄今为止，约一半的青光眼患者尚未得到诊断，主动到医院就诊的患者多属于较严重的患者，其严重的视功能损害已经不能恢复，生活质量下降，给患者本人、家庭及社会带来沉重的多重负担。因此筛查及早期诊断青光眼对于防治青光眼致盲是非常重要的。筛查可在青光眼高危人群中进行，也可在医院眼科就诊的患者中进行机会性筛查。青光眼高危人群包括：50 岁以上的人，青光眼患者的一级亲属，糖尿病患者，高度近视眼（超过 –6.00D）患者以及中度以上（超过 +3.00D）远视眼患者。建议每 1~2 年进行一次筛查。

然而，由于地理、经济、文化程度等原因，很多人仍无法及时到眼科专业机构进行筛查及早期诊断，此外青光眼专科医师人数不足且多工作在城市大医院，因此开展青光眼的远程筛查与诊断具有降低患者交通运输成本及相关不便的优势。

第一节　青光眼远程筛查中单张眼底像的价值

如果只采用一种检测手段进行远程青光眼筛查，数码眼底照相则是首选的可行方法。远程青光眼筛查时，通常是联网的基层医院或诊所对患者进行每眼单张数码眼底照相（45°）后，将眼底像图片通过互联网上传到云平台数据库系统，阅片中心的医师通过阅片软件系统进行远程阅片，之后将阅片报告反馈到联网的基层医院或诊所，患者通过登录互联网系统甚至移动终端（如智能手机或平板电脑等）也可查看阅片报告。单张数码眼底照相的质量标准参见本书第二章第一节。

青光眼远程筛查眼底影像传输的质量分类：

（1）视盘及周围视网膜神经纤维层（retinal nerve fiber layer，RNFL）均可读，基本无图像质量缺陷；

（2）视盘及周围 RNFL 均可读，但存在至少一种图像质量缺陷；

（3）视盘可读，周围 RNFL 不可读，存在至少一种图像质量缺陷；

（4）隐约见视盘是否正常，周围 RNFL 不可读；

（5）眼底不入，视盘与 RNFL 均不可读。

青光眼患者眼底像以显示视盘及周围 RNFL 形态为主，由于青光眼患者以老年人比例较大，多合并有白内障，因此眼底检查尽可能散瞳进行，散瞳可明显提高眼底的检测质量。

至少应在自然瞳孔状态下侧位照相以利于视盘形态观察。闭角型青光眼长期滴缩瞳剂者，应停缩瞳剂 1 周(用其他药物代替降眼压)后再照相;闭角型青光眼急性发作的患者,在激光周边虹膜切开术、周边虹膜切除术或滤过性手术后应及时补充眼底像,以便以后随访时对比。仅依据单张眼底像,通常可以初步判断患者有无青光眼视神经损害。青光眼视神经损害的远程判断标准见本章第二节。

单张眼底像上不存在青光眼视神经损害,不意味着患者一定不存在青光眼。可能有以下几种情况:①确实无青光眼;②原发性闭角型青光眼早期,相当于"国际眼科地理学与流行病学协会(International Society of Geographic and Epidemiologic Ophthalmology,ISGEO)"分类的可疑原发性房角关闭(primary angle closure suspect,PACS)或原发性房角关闭(primary angle closure,PAC),这两类患者只存在房角狭窄、房角贴合性关闭及不同程度的粘连性关闭即周边虹膜前粘连(peripheral anterior synechia,PAS),眼压升高或不升高,以及虹膜、睫状体的其他解剖学异常,视神经损害尚未形成(或者眼底像上尚不能识别);③继发性青光眼早期:眼压升高及存在致使眼压升高的致病因素,但视神经损害尚未形成;④原发性先天性青光眼早期;⑤高眼压症。

单张眼底像上存在青光眼视神经损害,表明此患者存在青光眼,此外还可简单判断患者的青光眼病情程度(详见本章第二节),但尚不能确定青光眼的类型。青光眼诊断是一较复杂的过程,欲要判定青光眼类型及确切诊断,如确定患者是否属于原发性开角型青光眼、急性闭角型青光眼、慢性闭角型青光眼、发育性青光眼、原发性婴幼儿型青光眼、具体某种继发性青光眼等,尚需要结合详细的病史询问(包括现病史、既往史、家族史等),以及眼压、裂隙灯显微镜、房角镜、超声生物显微镜(ultrasound biomicroscopy,UBM)、角膜内皮镜等检查结果来判定,个别患者尚需在多次随访后才能做出判定。尤其是某些继发性青光眼的诊断,譬如色素性青光眼不仔细用裂隙灯显微镜及房角镜检查角膜内皮面及小梁网的色素沉着程度,常常误诊为原发性开角型青光眼;非典型虹膜角膜内皮综合征(iridocorneal endothelial syndrome,ICE 综合征)继发性青光眼不进行角膜内皮镜检查,常常被误诊为原发性开角型青光眼;晶状体不全脱位继发闭角型青光眼不仔细进行裂隙灯显微镜检查双眼前房深度对称性以及 UBM 检查,常常被误诊为急性闭角型青光眼;睫状体多发性囊肿继发闭角型青光眼不进行 UBM 检查,常常被误诊为原发性闭角型青光眼。此外,判断青光眼病情程度,除了依据眼底像的表现外,还要结合计算机自动视野、后节相干光断层成像(optical coherence tomography,OCT)等检查结果来判定。

少部分患者通过单张眼底像有时只能做出可疑青光眼视神经损害的判断,包括视盘可疑(包括类青光眼样视神经改变)及视网膜神经纤维层可疑等。这些患者也需要进一步检查以及定期随访观察(每 3~6 个月随访一次)。

除了单张眼底像外,远程青光眼筛查时通常还提供了患者的年龄、性别、全身病史(如高血压、糖尿病等)、主诉、视力、眼压等信息,这些信息对于判定部分青光眼类型(如急性闭角型青光眼急性发作期、某些继发性青光眼)可能有帮助,但由于缺少眼前节尤其是房角的信息,多数情况下仍不能明确判断青光眼类型。

总之,单张眼底像对于判定存在青光眼视神经损害的青光眼(这些患者中有相当多的人毫无症状,自己并不知道患有青光眼)无疑具有重要的筛查价值,对于防治青光眼这一不可逆性致盲性眼病具有重要的实际意义,尤其适合于在医院进行机会性筛查以及在高危人群

(50岁以上者、糖尿病患者与高度近视眼患者、青光眼一级亲属等)中筛查。此外,单张眼底像对于筛查其他重要致盲性眼底疾病(如糖尿病性视网膜病变、年龄相关性黄斑变性)、全身疾病的眼底表现(如高血压性视网膜病变)、白内障是否需要手术治疗等均具有十分重要的价值,相关内容见本书其他章节。

第二节　青光眼视神经损害的筛查与诊断标准

青光眼视神经损害远程筛查以眼底数码照相作为判定的基础。眼底数码照相质量标准见本书第二章第一节。基层医院眼科医师以及参与远程阅片的非青光眼专业眼科医师加强对青光眼视神经损害认知能力的培训,将极大地改善青光眼的远程早期诊断能力,有力地提高青光眼的防治水平。

一、青光眼视神经损害的判定标准

眼底像上出现以下两条之一改变者可判定存在早期青光眼视神经损害:

(1)正常视盘首先在颞下方或颞上方发生盘沿变窄,同时伴有与之相连的局限性视网膜神经纤维层缺损(retinal nerve fiber layer defect,RNFLD)(图5-1)。

(2)正常视盘发生同心圆样视杯扩大,同时可伴有或不伴有弥漫性RNFLD(早期患者可不伴有弥漫性RNFLD)。此种情况主要见于年轻患者包括婴幼儿(图5-2)。

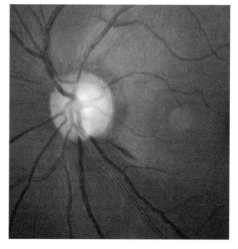

图5-1　成年人典型青光眼患者的眼底像

该患者52岁,其左眼眼底像表现为视盘颞下方盘沿明显变窄,伴有与盘沿变窄相连接的局限性RNFLD及视盘周围线状出血

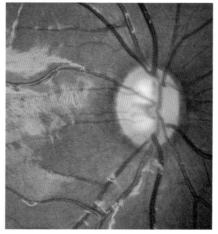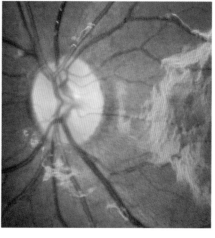

图5-2　青少年青光眼患者的眼底像

患儿男,7岁,其右眼(左图)视盘的视杯发生同心圆样扩大,而左眼(右图)视盘正常

这两条标准强调青光眼视神经损害是获得性损害,它表明既往正常视盘发生了特征性改变。因此随访观察有时是早期诊断青光眼视神经损害的重要手段。

说明:

1. 正常中等大小的视盘其盘沿宽度一般遵循"ISNT"原则。即下方(I)盘沿最宽,其次为上方(S)盘沿,再次为鼻侧(N)盘沿、颞侧(T)盘沿最窄(图5-3)。当与鼻侧盘沿宽度比较,颞下方或颞上方盘沿变窄时,属于青光眼改变。

2. 视盘主干血管偏位对盘沿的影响。许多情况下视盘主干血管进入眼内时会偏离视盘中心。一般主干血管偏向侧的盘沿较窄,属于正常(图5-4);在远离主干血管处出现盘沿变窄或丢失,则属于青光眼性改变(图5-5)。

3. 正常视网膜神经纤维层在视盘周围呈放射状走行的细微白色绒状。但在生理状态下,随着年龄增长(图5-6)以及随着近视程度的增加(图5-7)等因素影响下视网膜神经纤维层趋向于弥漫性变薄。青光眼的局限性 RNFLD 一般表现为楔状的视网膜神经纤维层变薄或缺失,随着病情进展缺损的宽度及程度不断加重。

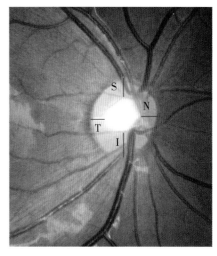

图5-3　判定视盘盘沿宽度是否正常的"ISNT"原则示意图

I、S、N、T 分别代表下方、上方、鼻侧、颞侧的盘沿宽度

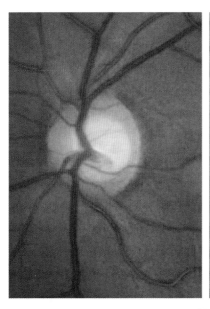 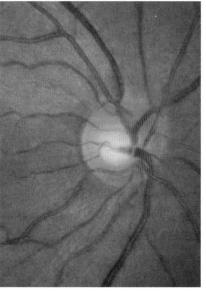

图5-4　视盘主干血管位置与盘沿形态的关系

主干血管偏向侧的盘沿较窄,属于正常;左图及右图的主干血管穿入视盘均偏下,其下方盘沿稍窄

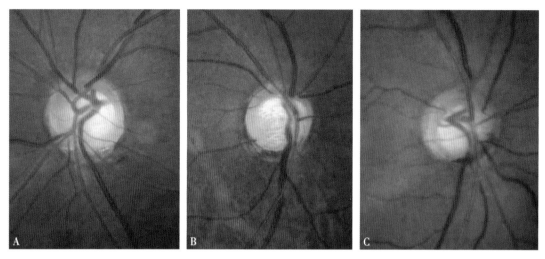

图 5-5　视盘主干血管位置与盘沿形态的关系

在远离主干血管处出现视盘的盘沿变窄或盘沿丢失,则属于青光眼性改变 A、B、C 三图患者的视盘主干血管均从视盘的偏上方进入视神经,但其远离处的下方盘沿出现变窄,同时伴有相应的 RNFLD

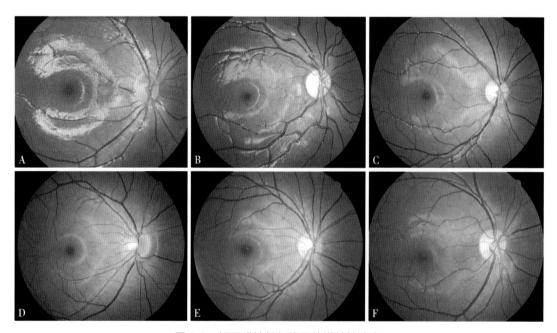

图 5-6　视网膜神经纤维层的增龄性改变

在生理状态下,后极部眼底的视网膜神经纤维层随着年龄增长而逐渐变薄。从图 A 至图 O,依次为屈光状态相似情况下年龄 2、5、8、13、19、23、28、35、39、44、52、60、63、72、81 岁正常人的右眼眼底像

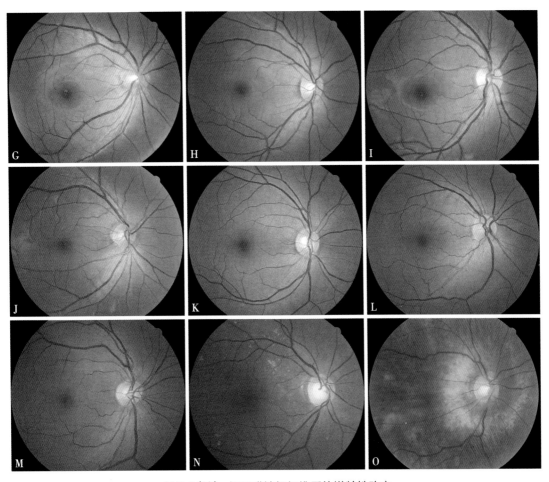

图 5-6(续) 视网膜神经纤维层的增龄性改变

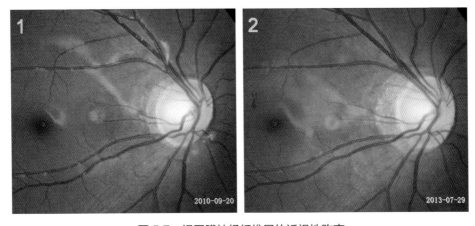

图 5-7 视网膜神经纤维层的近视性改变

女性,16 岁。随着近视程度的加重,视网膜神经纤维层逐渐变薄,脉络膜血管裸露逐渐明显而呈豹纹状改变。左图为 2010 年其右眼的眼底像,近视屈光度 -2.00D;右图为 3 年后其右眼眼底像,近视屈光度增加至 -6.00D

4. 青光眼的视盘盘沿变窄、RNFLD 应与标准化白 - 白视野检查(即计算机辅助的自动视野计采用白色背景及白色刺激光标条件下的视野检查,如常用的 Humphrey 视野计 24-2 程序、Octopus 视野计的 TOP 程序等)的视野缺损位置及程度相符,譬如颞下方盘沿变窄应对应鼻上方的视野缺损等。标准化白 - 白视野检查结果异常并不是青光眼早期诊断的必要条件,因为一些早期青光眼患者存在程度较轻的盘沿变窄与 RNFLD,但标准化白 - 白视野可能正常,在出现典型的视野改变(如鼻侧阶梯、弓形缺损等)时,表明青光眼的视神经损害已经达到了一定的程度。

5. 眼压升高或跨筛板压力差(可理解为眼压与视神经周围蛛网膜下腔压力之差)增大是造成青光眼视神经损害根本的以及最重要的原因。因此,降低眼压或降低跨筛板压力差是阻止青光眼视神经损害进展的重要举措。

6. 早期青光眼视神经损害一般不影响视力。出现视力下降多为较严重的青光眼视神经损害。

7. 鉴别诊断

(1) 生理性视盘大凹陷(图 5-8):又称生理性视盘大杯,其盘沿形态符合 ISNT 原则,不存在 RNFLD,眼压正常。

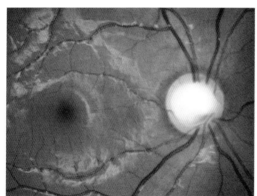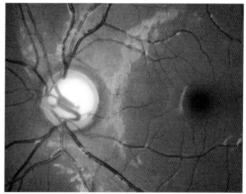

图 5-8 生理性视盘大凹陷

男性,12 岁,其双眼(左图为右眼,右图为左眼)杯盘比(C/D)0.7~0.8,但视网膜神经纤维层正常

(2) 先天性视盘缺损:先天性视盘缺损多单眼患病,视力一般较差,但据视盘缺损程度不同视力可有较大差异。眼底像表现为视盘异常增大,视杯大而深,盘沿丢失,可合并有局限性或弥漫性 RNFLD,偶可伴有脉络膜缺损。根据双眼视盘大小不对称、损害呈非进行性等特征易于与青光眼鉴别(图 5-9)。

(3) 半侧性或象限性视神经发育不全:多表现为位于鼻侧半侧或鼻上象限的局部盘沿变窄及相应部位的 RNFLD(图 5-10,图 5-11)。

(4) 先天性视盘小凹(图 5-12):眼底像表现为视盘的颞侧或颞下方小的圆形较深的凹陷性改变,可存在局部盘沿变窄及相应部位 RNFLD。视盘 SD-OCT 扫描更有助于其诊断。

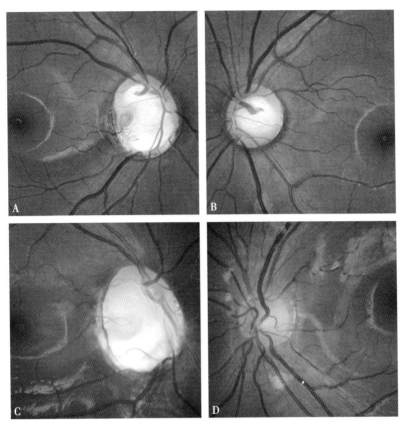

图 5-9　先天性视盘缺损

A、B 为一例 14 岁女孩的双眼眼底像,矫正视力右眼 0.8,左眼 1.2,右眼(A)除视盘异常外,还存在局限性 RNFLD。图 C、D 为一例 6 岁男孩的双眼眼底像,右眼矫正视力 0.5,左眼 1.0,右眼(C)除视盘异常外,还存在下方 RNFLD

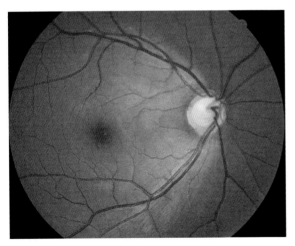

图 5-10　半侧性视神经发育不全

患者右眼鼻侧半侧性视神经发育不全,眼底像表现为鼻侧盘沿窄及 RNFLD

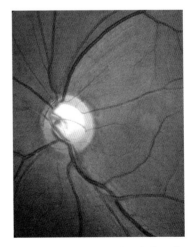

图 5-11　象限性视神经发育不全

患者左眼鼻上象限视神经发育不全,眼底像表现为鼻上方盘沿窄及相应部位 RNFLD

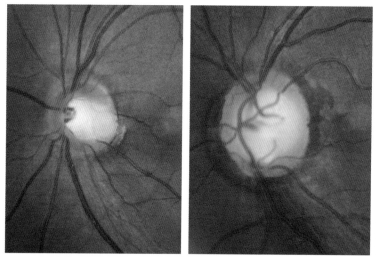

图 5-12 先天性视盘小凹

左图患者视盘小凹位于视盘颞侧；右图患者小凹位于视盘下方，注意相应
部位存在的 RNFLD

（5）下方弧综合征（图 5-13）：视盘呈横椭圆形，视盘下方出现弧形视网膜脉络膜萎缩斑，下方盘沿较窄，但不存在 RNFLD。

（6）压迫性视神经损害：青光眼改变尤其是早中期改变的视盘苍白区不超过视杯。压迫性视神经损害（如垂体瘤等）时视盘苍白区通常超过视杯（图 5-14）。结合眼压、视野以及头颅影像学（MRI、CT 等）检查结果时不难鉴别。单纯远程眼底像传输会诊，在缺乏病史及其他检查资料时，较易于混淆或误诊。

（7）全身疾病性 RNFLD：单纯存在局限性 RNFLD，而无盘沿丢失性改变，通常不是青光眼性改变，可见于高血压、糖尿病、贫血等全身性疾病时，多因视网膜小血管梗塞后其所供血区域的视网膜神经纤维层萎缩所致（图 5-15，图 5-16）。

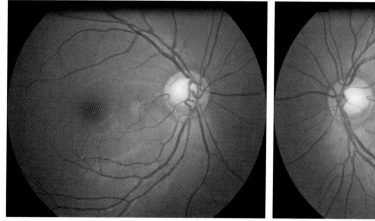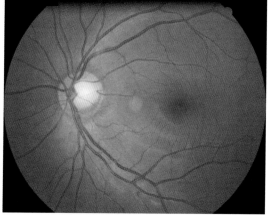

图 5-13 女性，34 岁，双眼（左图为右眼，右图为左眼）下方弧综合征

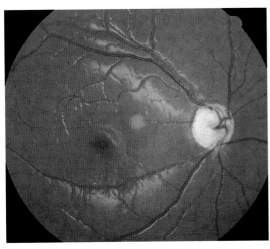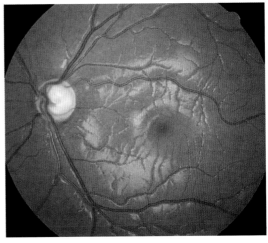

图 5-14　压迫性视神经病变

男性,34 岁,垂体瘤,双眼(左图为右眼,右图为左眼)视盘上下方盘沿窄,盘沿颜色苍白,弥漫性 RNFLD

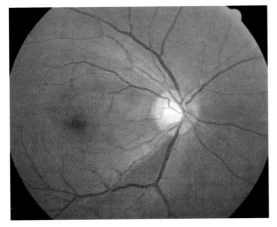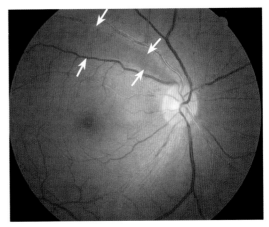

图 5-15　高血压性视网膜病变所致的局限性 RNFLD

患者右眼盘沿正常,颞下方楔形 RNFLD,弥漫性视网膜动脉缩窄,动静脉交叉征明显

图 5-16　另一例高血压性视网膜病变所致的局限性 RNFLD

患者右眼盘沿正常,颞上方楔形 RNFLD(白箭所示),弥漫性视网膜动脉缩窄,动静脉交叉征明显

二、青光眼视神经损害程度的判定标准

远程眼科阅片时建议除判断有无青光眼视神经损害外,还应对青光眼损害进行分级,这样有利于指导基层医院根据青光眼严重程度对患者区别治疗与评价治疗手段的有效性,有利于改善医师和患者及家属之间的交流与沟通,也有助于更好地了解青光眼患者医疗成本及治疗费用的差异性。

一般认为,标准化自动视野检查是判定青光眼视功能损害程度的金标准,但视野检查属于主观检查,影响因素较多,存在短期波动与远期波动,且基层医院标准化自动视野检查尚不够普及。远程眼科传输的眼底图像,根据视盘盘沿及 RNFLD 的程度及范围,尽管没有视野等功能检查结果的支持,仍可依据眼底像对青光眼视神经损害程度做出初步的分级判定。因为眼底像上视盘的盘沿改变及 RNFLD 程度与视野改变存在着对应关系(图 5-17)。

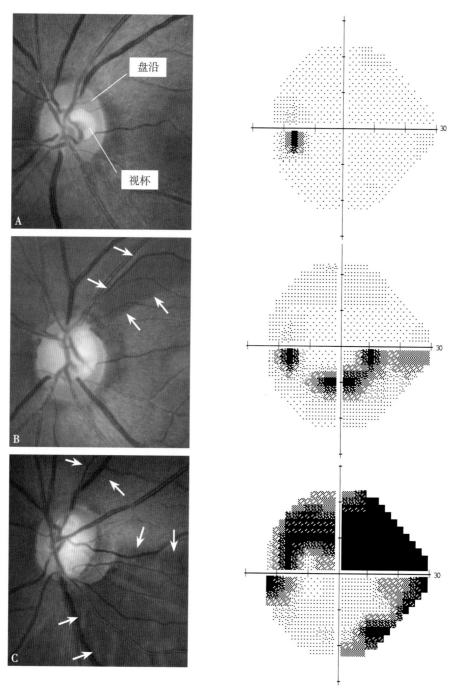

图 5-17 正常眼及不同阶段青光眼的眼底像视神经损害及相应视野改变

白箭示局限性 RNFLD。A. 正常视盘和视野;B. 较早期的青光眼视神经改变及相应的视野缺损(小的下方弓形缺损);C. 较严重的青光眼视神经改变及相应视野缺损(严重的上方弓形缺损、下方鼻侧阶梯)

　　依据眼底像进行青光眼视神经损害程度分级,主要是根据盘沿改变的范围、程度以及相应的 RNFLD 程度。视盘线状出血是早期青光眼的标志之一,同时也是视神经损害进展以及控制不良的标志之一,但其不作为视神经损害程度分级的依据。

　　早期:

　　1 级:上方或下方盘沿轻度丢失,伴有相应部位 RNFLD;

　　中期:

　　2 级:上方或下方盘沿明显丢失,伴有相应部位 RNFLD;

　　3 级:上、下方盘沿均明显丢失,伴有相应部位 RNFLD;

　　晚期:

　　4 级:上、下、鼻或颞侧 3 个象限盘沿明显丢失,伴有弥漫性 RNFLD;

　　5 级:4 个象限盘沿均丢失,伴有弥漫性 RNFLD。5 级通常为无光感的绝对期青光眼患者(图 5-18)。

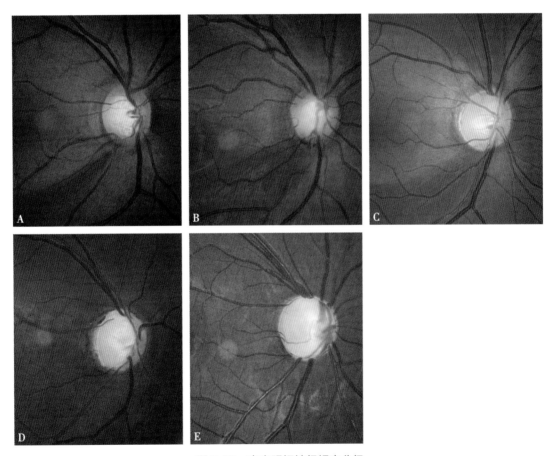

图 5-18　青光眼视神经损害分级

A. 1 级,下方盘沿轻度丢失,伴有相应部位 RNFLD;B. 2 级,下方盘沿明显丢失,伴有相应部位 RNFLD;C. 3 级,上、下方盘沿均明显丢失,伴有相应部位 RNFLD;D. 4 级,上、下、颞侧 3 个象限盘沿明显丢失,伴有弥漫性 RNFLD;E. 5 级,4 个象限盘沿均丢失,伴有弥漫性 RNFLD

第六章

白内障的远程筛查与诊断

　　白内障一直是全球以及中国的首位致盲性眼病,白内障盲属于可治愈盲,即此种盲可通过治疗恢复视力。适时进行白内障手术是治疗白内障的有效手段。远程眼科白内障筛查主要是针对需要手术治疗的白内障进行。而需要手术治疗的白内障患者边远地区、农村人群占较大的比例,因此开展好边远地区、农村的白内障筛查是提高中国白内障手术率的重要举措。此外,白内障手术后常有因眼底疾病存在致使术后视力提高不理想的情况发生,因此白内障手术前进行眼底评估并与患者沟通也是非常重要的。

第一节　白内障患者眼底及外眼照相的意义及表现

一、作为需要白内障手术的患者手术前、后的客观对比资料以及对白内障手术效果进行评估

　　对于需要施行白内障手术的患者,眼底像可提供手术前、后的客观对比及证据资料(图6-1)。

　　眼底照相对白内障手术治疗效果的评估直观、客观、快捷,眼底像可很好地展示白内障手术对于改善眼底清晰度及提高视力的效果,同时对于术后是否存在眼底病变及进一步处理均具有重要价值(图6-2)。尤其是对于术前眼底非常模糊的老年患者,术后适时(一般 2

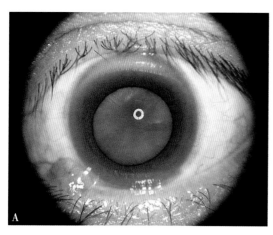

图 6-1　白内障患者手术前、后图像对比

男性,52 岁。A. 手术前的外眼像;B. 手术前的眼底像,除了隐约见视盘轮廓外,其余眼底结构均看不清

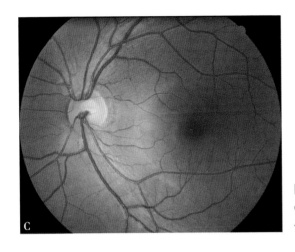

图 6-1（续）　白内障患者手术前、后的图像对比
C. 手术后的眼底像，眼底结构清晰可见，患者视力恢复

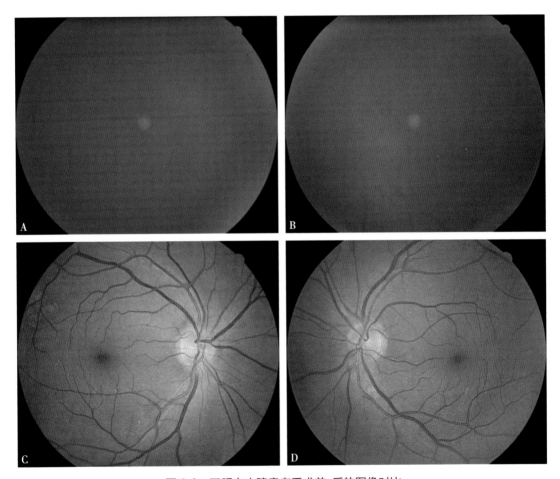

图 6-2　双眼白内障患者手术前、后的图像对比
男性，62 岁。双眼后囊下型联合核性白内障。裸眼视力：术前：0.01/0.1，术后 2 周：0.8/0.6。A、B. 术前眼底像；C、D. 术后 2 周眼底像

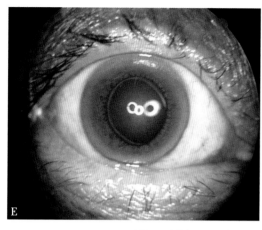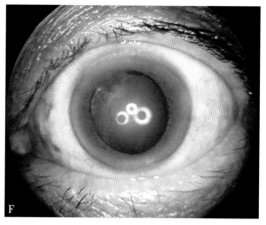

图 6-2（续）　双眼白内障患者手术前、后的图像对比

E、F. 术后 2 周外眼像

周后待角膜内皮水肿完全消退后再进行）眼底照相，以免对可能存在的青光眼及黄斑部疾患尤其是年龄相关性黄斑变性（AMD）漏诊，便于指导患者进行相应处理及定期眼底复查。

二、不需要手术治疗的白内障患者眼底及外眼照相作为基线记录

初发期以及不需要手术治疗的白内障对患者的生活及工作一般不影响或者影响较小，眼底照相及外眼照相记录基线眼底及晶状体等情况，一则可筛查是否合并有眼底疾病，二则可为日后随诊时确定白内障有无进展以及进展程度奠定基础，因为随着白内障的进展，眼底像的模糊程度将加重。在诊断白内障后，可每半年到眼科复查一次。

三、不同类型白内障的眼底照相机外眼像表现

不同类型白内障的眼底照相机外眼像表现有所差异。皮质型白内障根据其混浊程度，外眼像表现为瞳孔区从周边向中央延伸的楔形或放射状不透光体，透过不透明体可见眼底的红光反射（图 6-3~ 图 6-5）。

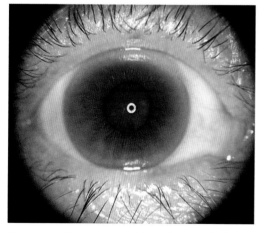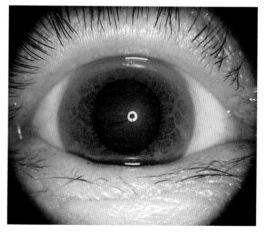

图 6-3　女性，72 岁，右眼皮质型白内障的外眼像　　图 6-4　女性，70 岁，右眼皮质型白内障的外眼像

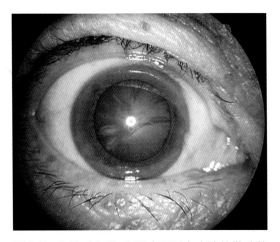

图 6-5　女性,60 岁,右眼皮质型白内障的散瞳外眼像

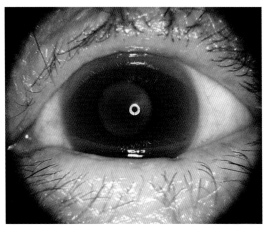

图 6-6　女性,72 岁,−18.00D 近视眼,左眼核性白内障的外眼像

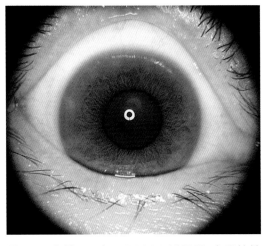

图 6-7　女性,47 岁,−14.00D 近视眼,右眼核性白内障的外眼像

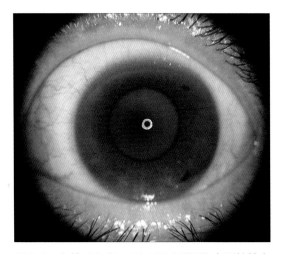

图 6-8　女性,60 岁,−11.00D 近视眼,左眼核性白内障的散瞳外眼像

核性白内障外眼像表现为整个瞳孔区(小瞳孔)均匀不透明体,或瞳孔区中央(瞳孔较大时)圆形均匀性不透明体,眼底红光反射不易于见到(图 6-6~ 图 6-8)。

后囊下型白内障外眼像表现为,瞳孔区中央不均匀、斑片状或圆形颗粒状不透明体,眼底红光反射易于见到(图 6-9,图 6-10)。

四、眼底照相有助于客观确定白内障是否需要手术治疗

白内障是否需要手术治疗除了考虑患者的症状、矫正视力、对比敏感度等指标外,根据眼底像的模糊程度可更好地客观确定白内障是否需要手术治疗。详见本章第二节。

五、眼底照相有助于预测患者手术后的视力改善效果

因存在某些眼底疾病,如糖尿病性视网膜病变及糖尿病性黄斑水肿、青光眼、视神经萎

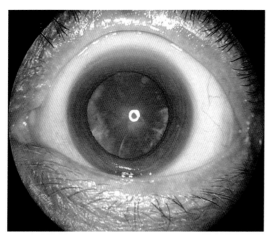

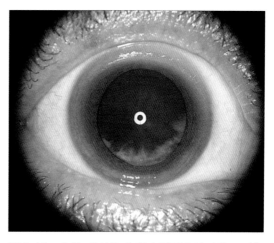

图 6-9　女性,72 岁,左眼皮质型合并后囊下型白内障的散瞳眼底像

图 6-10　女性,65 岁,右眼皮质型合并后囊下型白内障的散瞳眼底像

缩、黄斑前膜、黄斑裂孔等,可影响白内障术后的视力提高效果,除了严重的白内障外,散瞳眼底照相检查以及另一眼的眼底情况(尤其是糖尿病性视网膜病变)有时对于预测术后视力起到较大的帮助作用(图 6-11,图 6-12)。

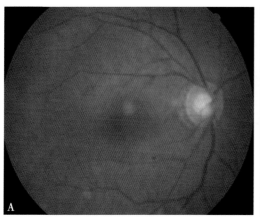

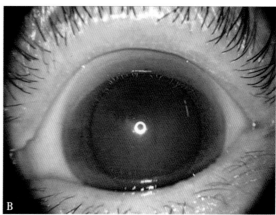

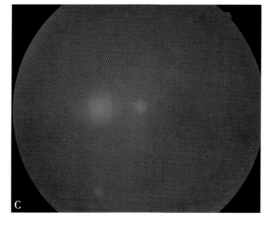

图 6-11　一例糖尿病合并白内障患者的眼底与外眼像

右眼眼底像(A)存在典型糖尿病性视网膜病变,左眼后囊下型白内障(B)致使眼底细节看不清(C),左眼白内障需要手术治疗,但术前应与患者进行沟通,术后可能需对糖尿病性视网膜病变进行必要的处理

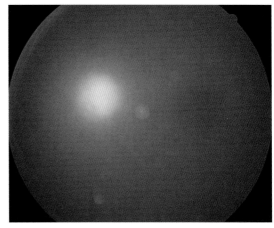

图 6-12　一例需要手术治疗的白内障患者的眼底像
虽然眼底细节看不清,但隐约可见患者视盘色苍白,存在视神经萎缩,白内障术后视力改善效果不佳,应在术前进行交代

六、后发性白内障患者激光治疗前、后眼底照相作为客观对比资料

后发性白内障患者同样可根据眼底像的模糊程度判定后发性白内障是否需要激光治疗,以及帮助预测激光治疗后的视力改善效果(图 6-13)。眼底像模糊程度判定标准参见本章第二节的眼底像白内障评估分级标准。

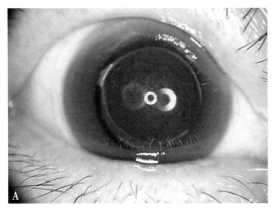

图 6-13　一例后发性白内障患者激光治疗前后的外眼像及眼底像
激光治疗前的外眼像(A)、眼底像(B)、激光术后眼底像(C)。此例患者激光术后眼底像上显示存在典型的青光眼视神经损害

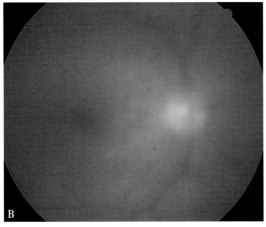

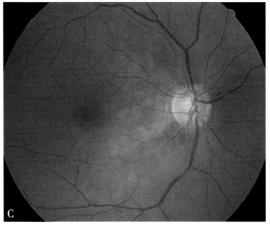

七、白内障患者眼底及外眼照相应尽可能散瞳后进行

白内障患者除了同时存在可疑性闭角型青光眼外,应尽可能散瞳后进行裂隙灯检查、眼底照相以及眼底照相机外眼照相。此外,眼底像模糊者,必须补充眼底照相机外眼像。有关眼底像及眼底照相机外眼像的标准参见本书第二章。

白内障患者眼底及外眼照相在散瞳下进行,目的是力争使晶状体与眼底情况最大限度地真实记录,因为散瞳前后的眼底像及外眼像通常存在较大差异(图 6-14)。散瞳后外眼像与散瞳前比较,均表现为眼底红光反射范围扩大,晶状体混浊范围及位置的可见度提高,尤其是晶状体周边区的混浊可见度提高(图 6-15,图 6-16)。白内障患者非散瞳的眼底像质量缺陷如周边黄色边缘、黄斑区暗影等更为常见;散瞳后眼底像清晰度均明显提高,质量缺陷率明显减少(图 6-17)。

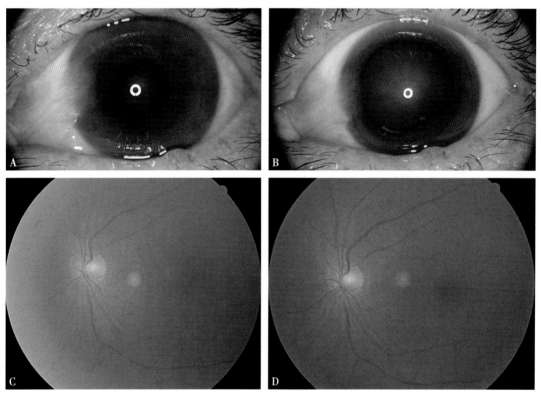

图 6-14　一例白内障患者散瞳前后的外眼及眼底像

A、B 两图为散瞳前后的外眼像,此患者同时存在翼状胬肉;C、D 两图为散瞳前后的眼底像

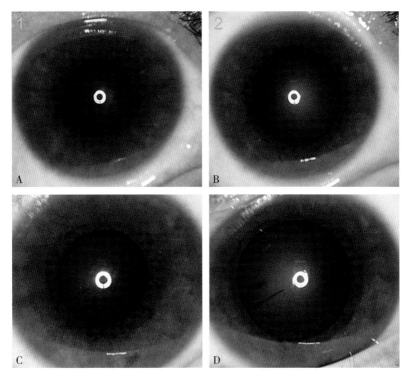

图 6-15 花冠状白内障合并皮质型白内障散瞳前后的外眼像比较

女性,52 岁,视力:0.7/0.7。A、B. 散瞳前后的右眼外眼像;C、D. 散瞳前后的左眼外眼像。散瞳前外眼像不能显示晶状体周边的花冠状混浊,散瞳后可见典型的花冠状混浊,且左眼皮质楔状混浊可见范围扩大

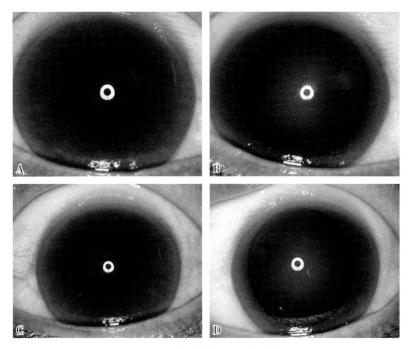

图 6-16 散瞳前后外眼像比较

女性,54 岁,晶状体核轻度混浊。散瞳后眼底的红光反射范围扩大。A、B. 散瞳前后的右眼外眼像;C、D. 散瞳前后的左眼外眼像

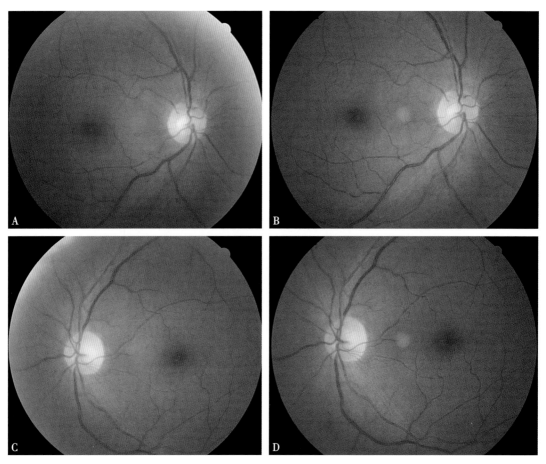

图 6-17　同一轻度皮质型白内障患者散瞳前后的眼底像

女性,58 岁,散瞳前存在眼底像周边黄色边缘(A、C),散瞳后黄色边缘消失(B、D)

第二节　需要手术治疗的白内障远程眼科眼底像评估标准

一、需要手术治疗的白内障远程眼科眼底像评估流程

1. 主动医疗的农村白内障筛查　可分两级进行:①村级:进行高危人群视力筛查。由乡镇卫生院指导村医或辅助人员对白内障高危人群(譬如 55 岁以上者)筛查视力(用视力表或简易视力测试卡片),凡单眼日常生活视力 <0.3 者发给预约单预约进行眼科检查;②乡镇级:对上述日常生活视力 <0.3 者进行眼底照相筛查。乡镇卫生院组织有预约单的患者进行眼底照相检查,可由眼科医师、技术员或培训过的辅助人员携带眼底照相机在乡镇卫生院进行。对于眼底像确实拍摄不清楚者应拍摄眼底照相机外眼像,用于鉴别和筛选白内障需要手术治疗者。将眼底像上传到阅片中心进行阅片评价,进一步确定白内障是否需要手术治疗。

2. 基层医院就诊筛查　患者在基地医院挂号后检查视力,尽可能验光检查矫正视力。

基地医院医师用裂隙灯显微镜检查患者眼前节,并医嘱眼底照相检查。基地医院眼底照相(或同时外眼及眼前节照相)后上传图片至云平台,阅片中心医师阅片并书写阅片报告返回基地医院。

二、眼底照相评估白内障的方法

1. 患者双眼免散瞳眼底照相各一张(45°眼底像),眼底照相质量标准见本书第二章第一节。免散瞳眼底照相要求瞳孔直径不小于4.0mm(眼底照相机显示器上外眼对焦的内圈大小)。

2. 照相技术员判定眼底像模糊者,用眼底照相机拍摄该眼的外眼像一张,外眼像质量标准见本书第二章第二节。鼓励散瞳拍摄外眼像。外眼照相的目的是提供眼底像模糊的主要原因,尤其是显示皮质型及后囊下型白内障、角膜混浊等。

3. 对于非完全性眼底不入的白内障患者,为了筛查是否同时存在影响视力预后的重要眼底疾病(如视神经或黄斑疾病),建议侧位(患者轻微转动眼球以避开晶状体混浊部位)和(或)复方托吡卡胺散瞳(通常滴眼一次后15~30分钟即可)后眼底再次照相。散瞳前应由眼科医生判定患者是否存在房角关闭的可能。侧位眼底像及散瞳眼底照相的目的是利用眼底像尽可能反映视神经及黄斑区的状况,以便寻找发现和记录影响白内障术后视力的原因(图6-18,图6-19);此外散瞳检查也有利于了解晶状体悬韧带及位置情况,尤其是了解有无晶状体不全脱位,以便手术前做好充分准备。

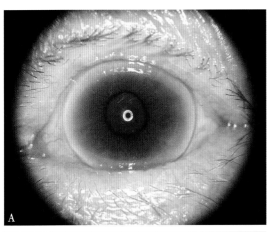

图 6-18　侧位照相对非完全性眼底不入的白内障患者眼底像的影响

男性,85 岁,左眼白内障(A),正常瞳孔状态下正位眼底像显示眼底严重模糊,视神经形态无法判定(B),侧位眼底照相后,显示视神经形态正常(C)

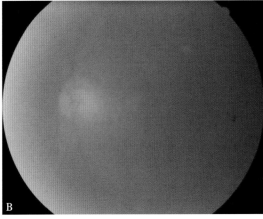

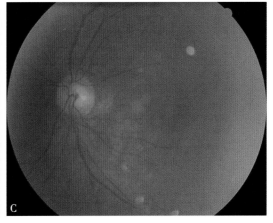

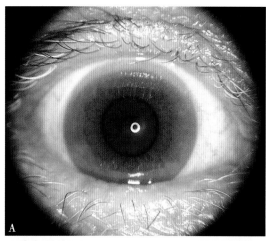

图 6-19　侧位照相对非完全性眼底不入的白内障患者眼底像的影响

女性,62 岁,右眼白内障患者(A),正常瞳孔状态下正位眼底像显示眼底几乎不入,视神经及黄斑形态无法判定(B),侧位眼底照相后,显示后极部视网膜散在玻璃膜疣,但视神经及黄斑形态正常(C)

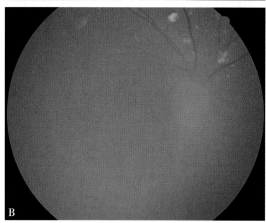

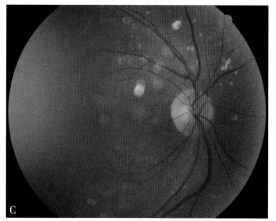

三、眼底像白内障筛查评估分级标准

根据因晶状体混浊导致免散瞳正位眼底像模糊的程度将白内障分为 6 级：

0 级:眼底各种结构清晰可辨；

1 级:眼底清晰度不佳,但视网膜小血管均可见；

2 级:眼底清晰度不佳,视网膜中小血管(3 级以下血管)隐见；

3 级:眼底模糊不清,视网膜大血管(1、2 级血管)隐见；

4 级:眼底非常模糊,视网膜血管不能分辨,仅隐约见视盘；

5 级:眼底完全看不见(图 6-20)。

外眼像显示的晶状体混浊程度与眼底像眼底模糊程度的对应关系见图 6-21~ 图 6-27。

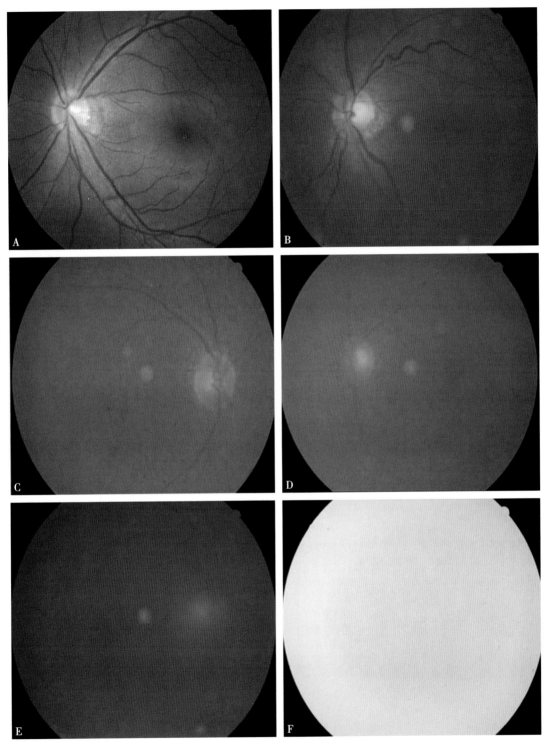

图 6-20 基于眼底像模糊程度的白内障评估分级

A、B、C、D、E、F 分别代表 0、1、2、3、4、5 级

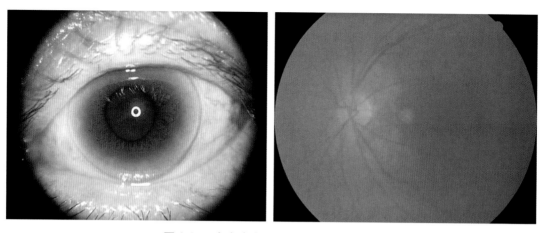

图 6-21　白内障致眼底视网膜小血管模糊

左图为外眼像；右图为眼底像

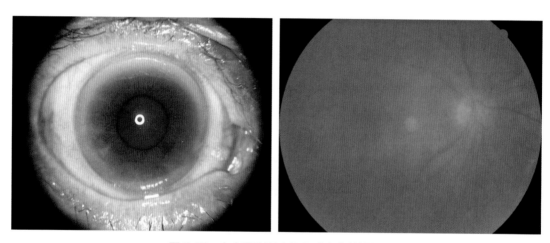

图 6-22　白内障致眼底视网膜大血管模糊

左图为外眼像；右图为眼底像

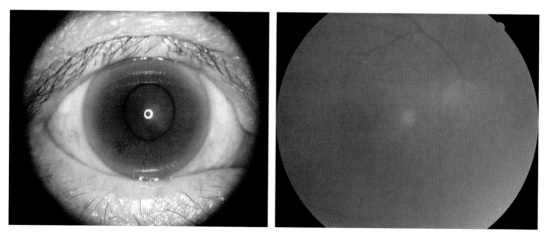

图 6-23　白内障致眼底视网膜大血管及部分视盘模糊

左图为外眼像；右图为眼底像

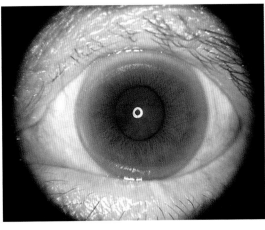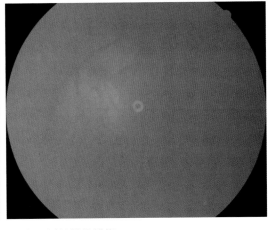

图 6-24 白内障致眼底视盘及其他结构模糊

左图为外眼像;右图为眼底像

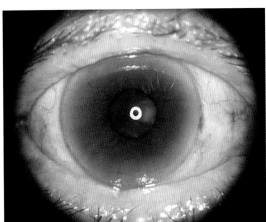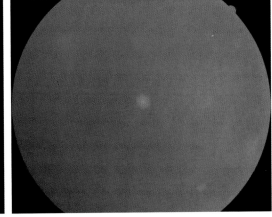

图 6-25 白内障致眼底完全模糊

左图为外眼像;右图为眼底像

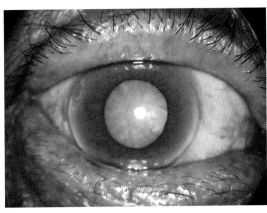

图 6-26 白内障致眼底完全模糊

男性,79 岁,右眼老年性白内障。左图为外眼像;右图为眼底像

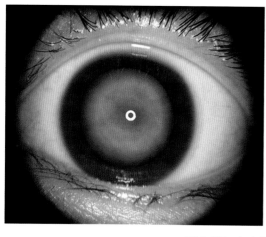

图 6-27 白内障致眼底完全不入

男性,18 岁,左眼球钝伤后白内障。左图为外眼像;右图为眼底像

四、需要手术治疗的白内障远程筛查判定标准

眼底像白内障筛查分级标准的白内障≥3 级,同时满足矫正视力 <0.3。

五、需要手术治疗的白内障远程阅片报告要求及注意事项

阅片报告内容应包括是否存在白内障、是否建议白内障手术治疗以及是否可能合并视神经及黄斑疾患。患者眼底像模糊者,提供的阅片资料必须包括矫正视力、主诉、外眼像,眼底像尽可能包括免散瞳眼底像、侧位眼底像及散瞳眼底像。阅片时应注意与外眼及其他眼前节疾患尤其是角膜疾患(图 6-28)、翼状胬肉以及房水混浊、玻璃体混浊(尤其是玻璃体积血)进行鉴别(图 6-29),以免误诊。严重玻璃体积血者外眼像的瞳孔区缺乏眼底红光反射。单纯的后囊下型白内障眼底像表现具有显著的特征,为"向心性"眼底模糊,即眼底模糊局限于后极部的中央区域,周围区域相对清楚(图 6-30,图 6-31)。

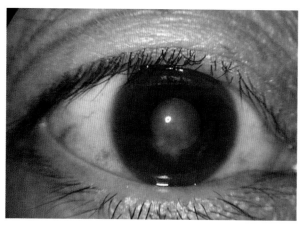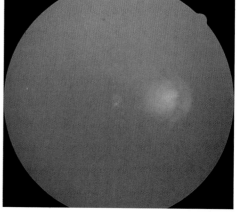

图 6-28 角膜薄翳患者的外眼及眼底像

女性,57 岁,右眼角膜薄翳。左图为外眼像;右图为眼底像

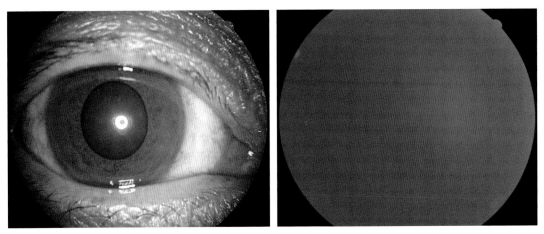

图 6-29 玻璃体积血患者的外眼及眼底像

男性,53 岁,右眼玻璃体积血,左图为外眼像;右图为眼底像,外眼像缺乏眼底红光反射

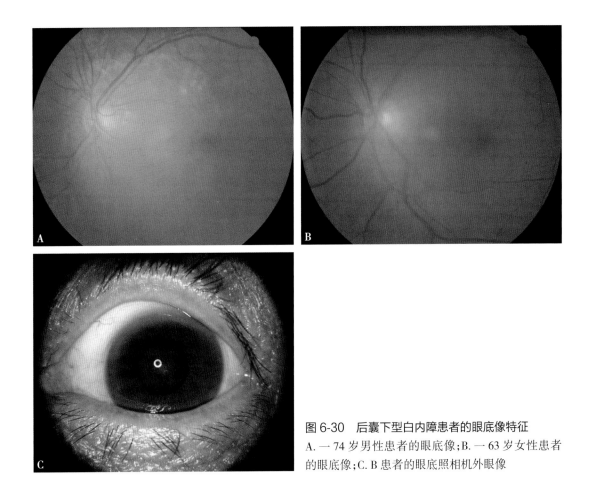

图 6-30 后囊下型白内障患者的眼底像特征

A. 一 74 岁男性患者的眼底像;B. 一 63 岁女性患者的眼底像;C. B 患者的眼底照相机外眼像

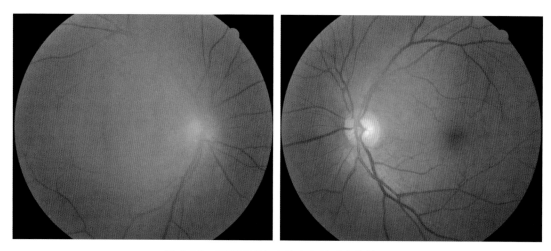

图 6-31　后囊下型白内障患者的眼底像特征

男性,74 岁,双眼(左图为右眼眼底像,右图为左眼眼底像)后囊下型白内障,右眼后囊下混浊程度重,视力 0.08,左眼后囊下混浊程度轻,视力 0.3

第七章

年龄相关性黄斑变性的远程筛查与诊断

第一节　年龄相关性黄斑变性的定义及远程筛查方法

一、年龄相关性黄斑变性的定义及筛查意义

年龄相关性黄斑变性（age-related macular degeneration，AMD）是一种发生在老年人黄斑区的较常见的退行性疾病，其特点是黄斑区出现玻璃膜疣（drusen）、视网膜色素异常、地图样萎缩以及新生血管性黄斑病变等改变，严重者导致视力明显下降。AMD常双眼发病，但双眼患病程度常常并不一致。早期筛查发现、定期随诊、根据病情合理治疗是防止AMD致盲的关键。

目前我国60岁以上AMD患病率约13%，其致盲率约5%，致低视力率约30%，其中湿性AMD的致盲率约占23%。2015年1~8月北京同仁远程眼科阅片中心对基层医院上传的33 199例患者眼底像进行阅片，筛查出AMD患者占1.23%，AMD患者平均年龄73.4岁 ±8.2岁，男女比例为1∶0.94。

现已证实，多项预防和干预措施对于延缓AMD病情发展及治疗有效，因此对AMD进行筛查与早期诊断对防止AMD致盲具有重要意义。然而，由于多种原因，很多老年人无法及时到眼科专业机构进行就诊。因此，在眼底照相远程眼病筛查时，要求同时对多种致盲性眼病联合筛查包括AMD筛查，并要求对筛查出的AMD患者进行分级并作出相应的处理。

二、年龄相关性黄斑变性远程筛查方法

AMD远程筛查采用基层医疗单位进行45°单张眼底照相后将图像及患者基本资料上传至云平台，阅片中心医师远程阅片评价的方法。单张眼底像的质量标准参见本书第二章第一节。

由于AMD主要发生在65岁以上的老年人，患者多合并不同程度的白内障，为了更好地显示眼底黄斑部，避免眼底像黄斑部暗影等影响阅片的质量缺陷，建议采用复方托吡卡胺散瞳后眼底照相。散瞳应在眼科医师的指导下进行。60岁以下者可先尝试在暗光下适应5分钟后免散瞳眼底照相，黄斑区结构清晰可辨即可。

阅片方法：由经过专业培训的眼科医师进行阅片，阅片报告包括患者资料质量评估、影像描述、有无AMD及其分级，并给出处理建议。远程阅片中心不同的阅片医师上岗前需进

行阅片的一致性检验。阅片中心设眼底专家指导组,如阅片医师阅片存在疑问或基层医疗单位对阅片结果存在疑问时,眼底专家指导组给出指导性建议。

第二节 年龄相关性黄斑变性的远程筛查诊断分级标准

一、年龄相关性黄斑变性远程筛查诊断分级标准

既往将 AMD 分为干性与湿性两种,干性 AMD 在眼底像上表现为黄斑区玻璃膜疣、黄斑区色素脱失或增殖,视网膜和脉络膜地图样萎缩;湿性 AMD 在眼底像上黄斑区出现灰白色膜及周围的视网膜出血,病灶周围可见黄白色硬性渗出,晚期可瘢痕化呈黄斑区盘状病灶。

AMD 远程筛查诊断分级标准主要以 2013 年国际 Beckmann AMD 分类研究组的共识为基础,参考"年龄相关性眼病研究组(Age-Related Eye Disease Study,AREDS)"AMD 分级标准以及 2013 年"中国年龄相关性黄斑变性临床诊断治疗路径"而制订。对每眼眼底像上黄斑区中心凹 2 个视盘直径范围内进行评价(图 7-1)。AMD 分为 5 级:

(1)无明显老龄改变:无玻璃膜疣,无色素异常;

(2)正常老龄改变:只有小玻璃膜疣,无色素异常;

(3)早期 AMD:中等玻璃膜疣,无色素异常(图 7-2);

(4)中期 AMD:大玻璃膜疣,和(或)色素异常(图 7-3,图 7-4);

(5)晚期(或称进展期)AMD:新生血管性黄斑病变,和(或)地图样萎缩(图 7-5~ 图 7-9)。

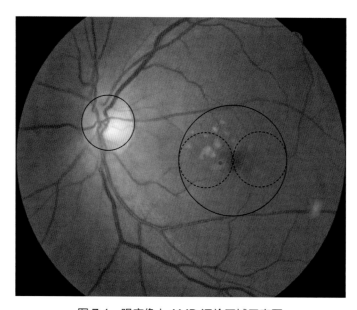

图 7-1 眼底像上 AMD 评价区域示意图

对黄斑中心凹 2 个视盘直径范围内(大的黑环)进行评价。玻璃膜疣大小以视盘边缘处颞下方静脉管径大小(红色圆形)作为参考

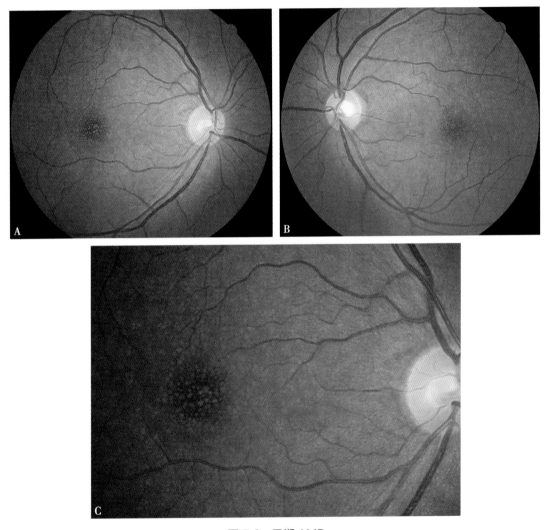

图 7-2　早期 AMD

女性,55 岁,双眼视力均 1.0,A、B 图显示双眼黄斑区散在较多小、中等玻璃膜疣;C 图为右眼黄斑区局部放大

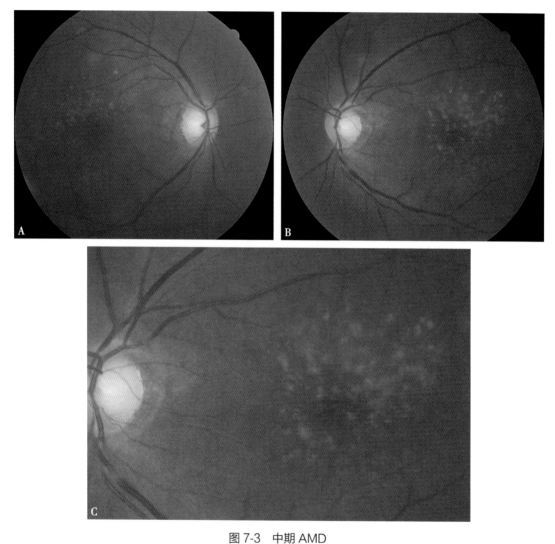

图 7-3　中期 AMD

男性,76 岁,视力 0.3/0.2,A、B 图显示黄斑区较多不同程度(大、中、小)的玻璃膜疣;C 图为左眼黄斑区局部放大

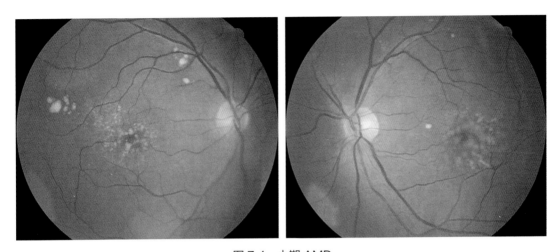

图 7-4　中期 AMD

男性,61 岁,视力 0.4/0.3,双眼(左图为右眼,右图为左眼)黄斑区大、中玻璃膜疣密集,左眼部分玻璃膜疣融合

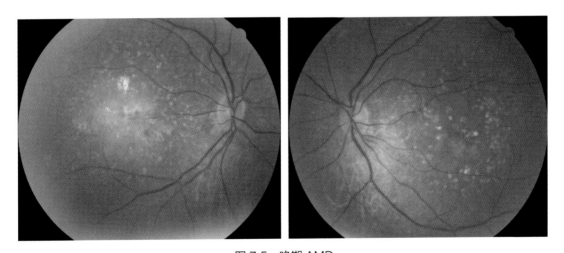

图 7-5　晚期 AMD

女性,71 岁,视力 0.1/0.5,右眼(左图)黄斑区纤维血管性增生病灶及周围散在不同大小的玻璃膜疣;左眼(右图)黄斑区地图样萎缩及周围散在不同大小的玻璃膜疣

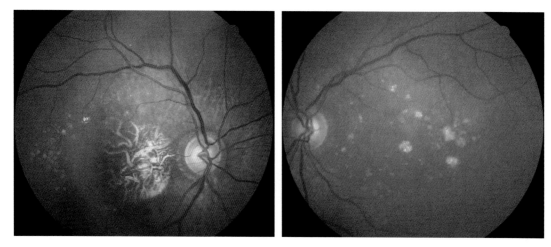

图 7-6 晚期 AMD

男性,66 岁,视力 0.1/0.3,右眼(左图)人工晶状体眼,黄斑区地图样萎缩及周围不同大小的玻璃膜疣;左眼(右眼)白内障,黄斑区散在不同大小的玻璃膜疣,可疑地图样萎缩

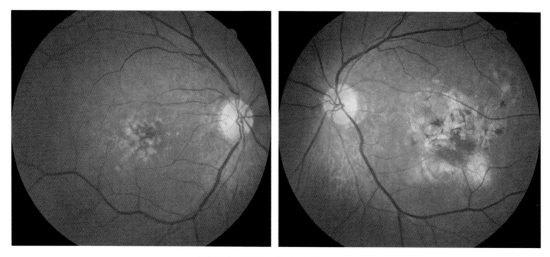

图 7-7 双眼不同程度的 AMD

男性,77 岁,视力 0.6/ 指数。右眼(左图)中期 AMD,黄斑区大玻璃膜疣密集;左眼(右图)晚期 AMD,黄斑区色素异常及盘状瘢痕

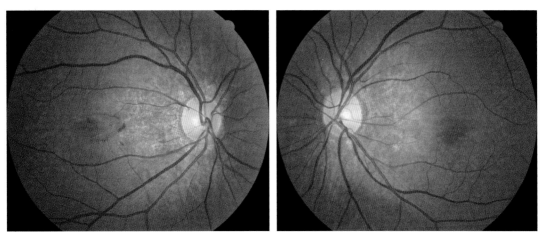

图 7-8 晚期 AMD

女性,65 岁,视力 0.15/0.8。右眼(左图)黄斑区灰色病灶伴有出血;左眼(右图)地图样萎缩,周围中、小玻璃膜疣

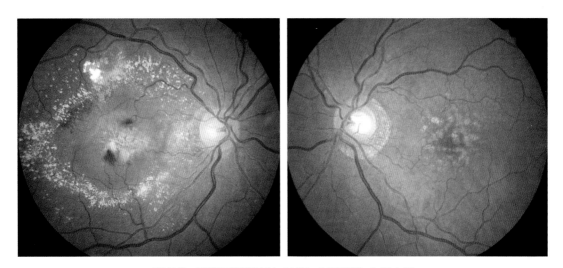

图 7-9 双眼不同程度的 AMD,右眼晚期,左眼中期

女性,76 岁,视力指数 /0.1,双眼人工晶状体眼。右眼(左图)黄斑区灰黄色病灶伴有出血,周围大片环状硬性渗出;左眼(右图)黄斑区大玻璃膜疣密集

二、年龄相关性黄斑变性远程筛查诊断分级中的定义

(1) 色素异常:是指排除其他病因的、伴有中等或大玻璃膜疣的视网膜色素上皮层的色素增生或色素脱失。

(2) 玻璃膜疣:发生在视网膜色素上皮基底膜(Bruch 膜)的黄色斑点状损害,是 AMD 的眼底形态学与组织学标志。边界不清楚者称为软性玻璃膜疣。OCT 图像上表现为色素上皮隆起,疣数量较多时呈驼峰状,脱离的色素上皮下方可见中等反射信号,有时可见纤细的连续的 Bruch 膜(图 7-10)。

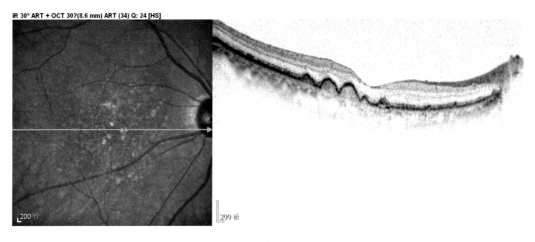

A

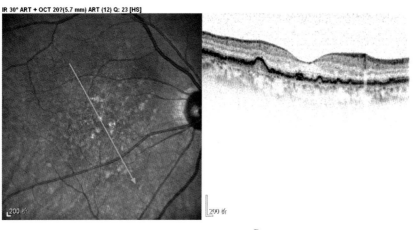

B

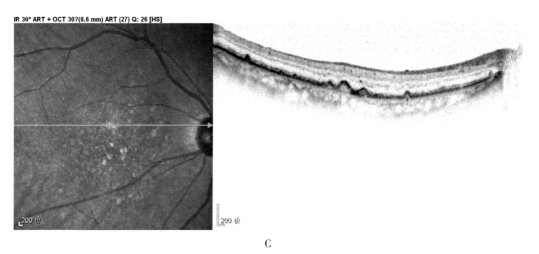

C

图 7-10　玻璃膜疣 OCT 扫描所见

A、B、C 三图为黄斑区不同部位线状扫描(绿线为扫描线),玻璃膜疣处色素上皮呈大小不一的驼峰状隆起

（3）小玻璃膜疣：是指直径≤63μm，即≤1/2 视盘边缘处颞下方静脉管径大小的玻璃膜疣。

（4）中等玻璃膜疣：是指直径 64~125μm，即 1/2~1 个视盘边缘处颞下方静脉管径大小的玻璃膜疣。

（5）大玻璃膜疣：是指直径>125μm，即>1 个视盘边缘处颞下方静脉管径大小的玻璃膜疣。

（6）新生血管性黄斑病变：包括：①脉络膜新生血管形成（choroidal neovascularization，CNV）（图 7-11）；②视网膜神经上皮浆液性或（和）出血性脱离，以及视网膜色素上皮浆液性或（和）出血性脱离（图 7-12，图 7-13）；③视网膜硬性渗出；④视网膜神经上皮层下或视网膜色素上皮层下纤维血管性增生；⑤盘状瘢痕（未治疗的 CNV 经过 2~3 年后因视网膜下纤维血管组织增生导致的瘢痕）等。

特发性息肉样脉络膜血管病变（idiopathic polypoidal choroidal vasculopathy，IPCV）属于新生血管性 AMD 的特殊亚型，IPCV 患者较为年轻，易发生复发性严重视网膜下出血，后极部可见多发橘红色病灶，OCT 示浆液性或出血性视网膜色素上皮脱离（图 7-14），吲哚青绿血管造影（indocyanine green angiography，ICGA）显示特征性息肉状扩张的异常脉络膜血管网。因此远程眼科筛查时单纯根据眼底照相，在部分患者难以将一般新生血管性 AMD 与 PCV 进行鉴别。

（7）地图样萎缩：是指因视网膜色素上皮层萎缩或脉络膜毛细血管萎缩导致的具有明显边界的萎缩性改变，呈地图样。玻璃膜疣以及色素增生常位于其周围。有时需要眼底自发荧光检查以及频域相干光断层成像（spectral domain optical coherence tomography，SD-OCT）检查（图 7-12，图 7-13）对其进行识别。

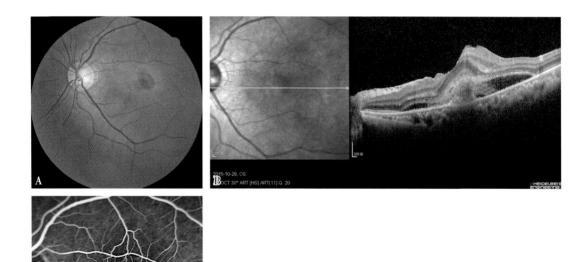

图 7-11　晚期 AMD 患者（左眼）脉络膜新生血管形成的眼底像、OCT 及 FFA 检查

女性，72 岁，视力 0.1。A. 眼底像，可见黄斑区出血及周围灰黄色病灶；B. OCT 扫描见黄斑区色素上皮连续性破坏，局部隆起呈中等反射，病灶两侧可见视网膜下积液；C. FFA 检查 46 秒，可见新生血管明显渗漏灶

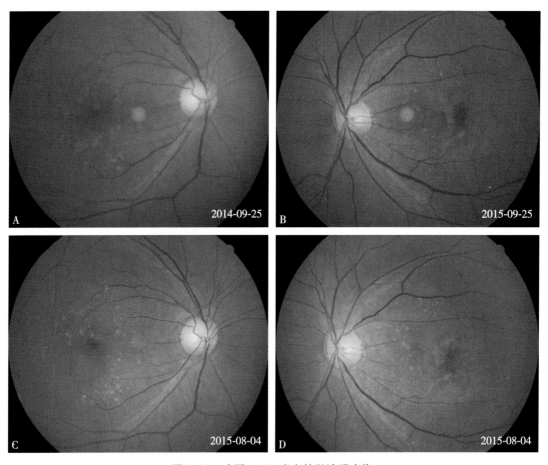

图 7-12　晚期 AMD 患者的随诊眼底像

男性,75 岁,人工晶状体眼。A、B.患者 2014 年 9 月初次筛查时的右眼、左眼眼底像,右眼黄斑区较多大、中、小不一的玻璃膜疣,左眼黄斑区地图样萎缩,周围散在中小玻璃膜疣,矫正视力 0.6/0.1。C、D.患者 2015 年 8 月复查时的右眼、左眼眼底像,右眼部分大的玻璃膜疣消失,出现局部色素上皮脱离,左眼地图样萎缩范围无变化,矫正视力 0.4/0.1

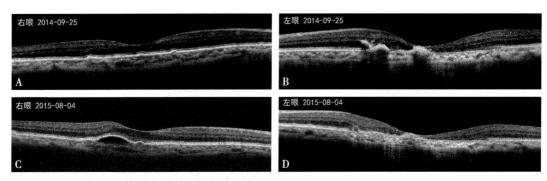

图 7-13　图 7-12 患者的随诊 OCT 图像

A、B 两图为患者 2014 年 9 月初次筛查时的右眼、左眼 OCT 图像,右眼 RPE 下较多玻璃膜疣,左眼局部 RPE 萎缩及高反射病灶并存;C、D 两图为患者 2015 年 8 月复查时的 OCT 图像,右眼局部 RPE 浆液性脱离,左眼局部 RPE 萎缩及瘢痕性病灶并存

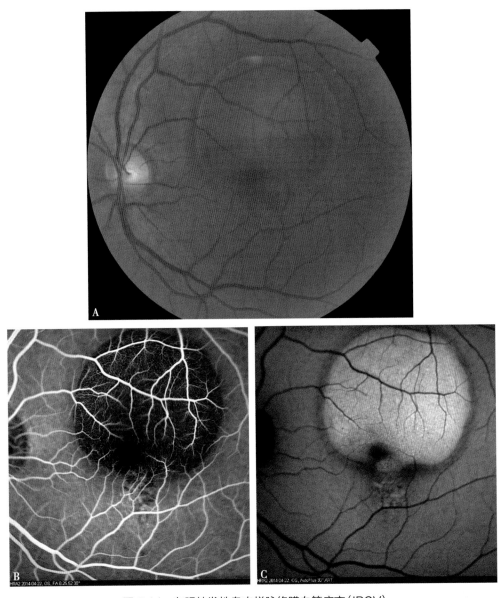

图 7-14　左眼特发性息肉样脉络膜血管病变（IPCV）

男性，62 岁。视力 0.3。A. 眼底像，示黄斑区及上方约 10PD 大小圆形视网膜下出血性病灶；B. FFA 25 秒所见，病灶区内脉络膜背景荧光遮蔽；C. 眼底自发荧光所见，病灶区内荧光信号增强

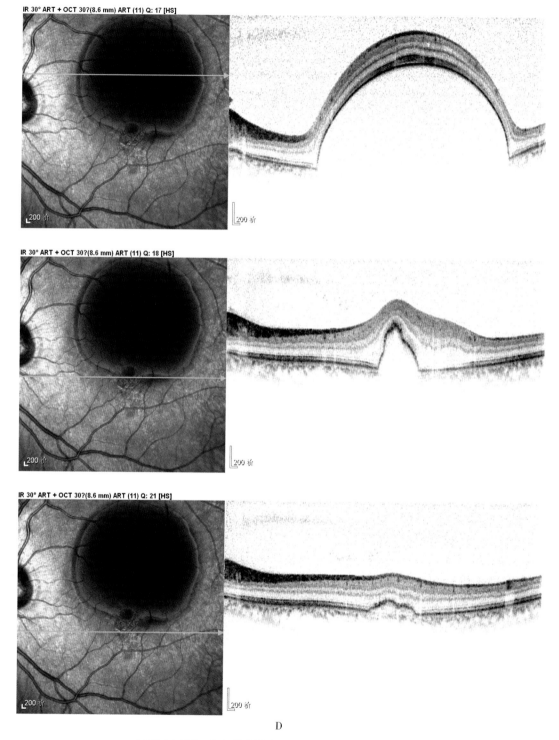

D

图 7-14(续) 左眼特发性息肉样脉络膜血管病变（IPCV）

D. SD-OCT 检查所见，病灶区色素上皮呈陡峭的穹隆状隆起（出血性色素上皮脱离）

三、年龄相关性黄斑变性远程阅片的处理建议

（1）无明显老龄改变、正常老龄改变：不用特殊处理及转诊，定期随诊。40~54 岁者，每 2 年眼底照相检查 1 次；≥55 岁者，每年眼底照相检查 1 次。

（2）早期 AMD：不用特殊处理及转诊，定期随诊。若无症状，则每 6~12 个月行眼底照相检查一次；若出现 CNV 相关表现，立即随诊，进行眼底照相、OCT、荧光素眼底血管造影（FFA）检查并转诊眼底专业医师处理。

（3）中期 AMD、地图样萎缩、盘状瘢痕：根据患者个体情况适当补充抗氧化维生素和矿物质（AREDS 研究建议，每日给以维生素 C 500mg，维生素 E 400mg，β 胡萝卜素 15mg，氧化锌 80mg，氧化铜 2mg）。若无症状，则每 6~12 个月行眼底照相检查一次；若出现 CNV 相关表现，立即转眼底专业医师处理，进行眼底照相、OCT、FFA 甚至 ICGA 检查并转诊眼底专业医师处理。

（4）活动性新生血管性黄斑病变：转诊眼底专业医师处理，根据患者个体情况考虑是否进行玻璃体内注射抗血管内皮生长因子（VEGF）制剂、玻璃体内注射糖皮质激素、眼底激光治疗以及联合疗法等。

第八章

视网膜血管阻塞性疾病的远程筛查

视网膜血管阻塞性疾病在眼底像上存在特征性的改变,因此适合于远程筛查及图像传输,进行阅片诊断及远程会诊。

第一节　视网膜中央动脉阻塞

视网膜中央动脉阻塞(central retinal artery occlusion,CRAO)视功能预后差,发病后尽早积极抢救,治疗应争分夺秒,治疗措施包括降低眼压、吸氧、血管扩张药、眼球按摩等。并进行全身性疾病(高血压、糖尿病、高脂血症等)的排查,必要时远程视频会诊以指导治疗。如在发病 4~6 小时内开始治疗,视力通常会有一定程度的恢复,因此不能等待转诊后再治疗,应尽早在当地积极抢救以挽救视力。2015 年 1~8 月北京同仁远程眼科阅片中心对基层医院阅片 33 199 例,视网膜动脉阻塞患者占 0.36%,平均 62.3 岁 ±11.1 岁。其中 CRAO 占视网膜动脉阻塞的 62%,视网膜分支动脉阻塞(branch retinal artery occlusion,BRAO)占视网膜动脉阻塞的 38%。

CRAO 远程阅片判定标准:

多见于中老年人。主诉单眼无痛性视力突然急剧下降至指数甚至无光感。发病前可有一过性视力丧失并自行恢复的病史。

眼底像表现:后极部视网膜呈灰白色混浊、水肿,黄斑区相对呈红色,即"樱桃红斑"。视网膜动脉变细且管径不均匀,部分患者动脉血柱呈节段状;偶见视网膜动脉栓子(视盘表面或动脉分叉处管腔内有白色斑块)(图 8-1~ 图 8-7)。视盘颜色较淡。睫状视网膜动脉存在者,黄斑区视网膜影响轻。晚期(发病 4 周后)视网膜水肿消退,视网膜血流逐渐再灌注,眼底可恢复正常色泽;严重者视盘苍白,边界清,弥漫性视网膜神经纤维层缺损,部分视网膜动脉呈白线状。

FFA 检查显示视网膜动脉及静脉充盈时间均延长。

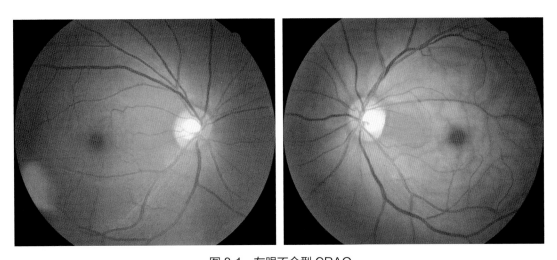

图 8-1　左眼不全型 CRAO

男性,43 岁,左眼突然看不清 2 小时。视力 1.0/ 指数,右图为左眼眼底像,左图为右眼眼底像作为对照

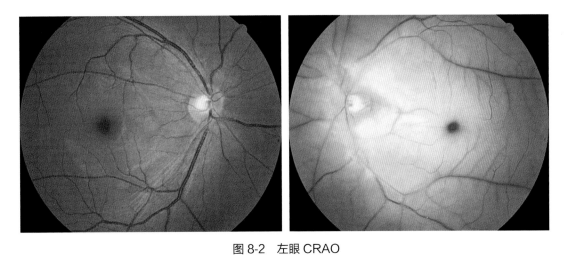

图 8-2　左眼 CRAO

男性,45 岁,左眼突然视力下降 4 天,高血压病史。视力:0.6/ 手动,右图为左眼眼底像,左图为右眼眼底像作为对照

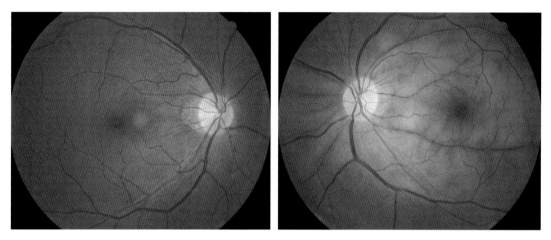

图 8-3 左眼 CRAO

男性,64 岁,左眼突然视力下降 4 天,高血压病史。视力:1.0/ 指数,右图为左眼眼底像,左图为右眼眼底像作为对照

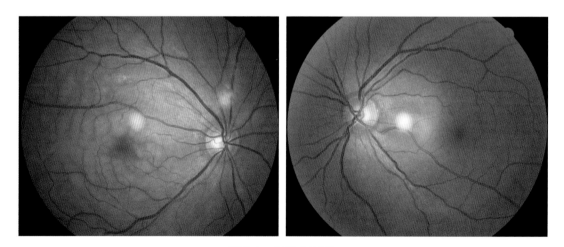

图 8-4 右眼 CRAO

男性,49 岁,右眼视物不清 3 天。视力:指数 / 1.0,右眼(左图)视盘上方存在一处棉绒斑,右图为左眼眼底像作为对照。双眼眼底像中央存在镜头污迹

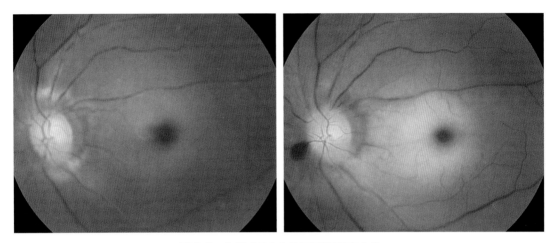

图 8-5　左眼 CRAO 5 天后的眼底变化

女性,64 岁,左眼突发性视物不清 3 小时,高血压、高血脂病史。视力光感,眼底像见左图。给予球后注射山莨菪碱、地塞米松、吸氧、口服降眼压药物、静脉微循环改善剂等。5 天后视力颞侧指数,视盘周围棉绒斑吸收,出现火焰状出血,黄斑水肿无改善(右图)

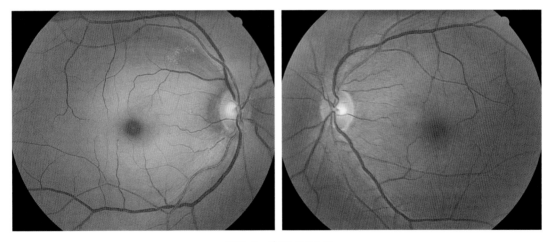

图 8-6　右眼 CRAO

男性,54 岁,右眼视力突然下降 15 小时。视力:手动 /1.2,左图为右眼眼底像,右眼颞上方同时存在楔形视网膜神经纤维层缺损;右图为左眼眼底像作为对照

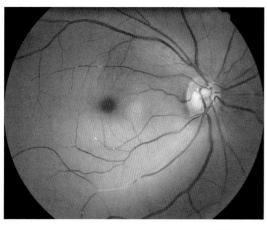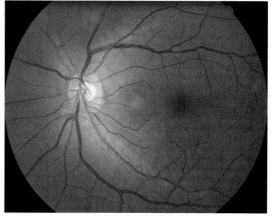

图 8-7　右眼 CRAO

男性,54 岁,右眼突然视力下降 1 天,高血压病史。视力:颞侧指数 /0.6,左图为右眼眼底像,注意右眼颞下方视网膜动脉血流中断,多处白色的视网膜动脉栓子;右图为左眼眼底像作为对照

第二节　视网膜分支动脉阻塞

　　视网膜分支动脉阻塞(BRAO)患者主诉为单眼无痛性突然部分视野缺损或视力下降,视力下降的程度取决于阻塞部位和阻塞程度。眼底像表现:受累视网膜(多见于颞下方及颞上方视网膜动脉分支供血区域)呈区域性浅层浑浊或白变(灰白色水肿),局部可合并有棉绒斑。受累视网膜分支动脉变细、血流呈节段性或血流停滞。部分患者受累的视网膜分支动脉可见黄白色栓子(图 8-8~ 图 8-14)。睫状视网膜动脉阻塞单独发生较少见,后极部呈舌形视网膜水肿。BRAO 治疗原则同 CRAO。

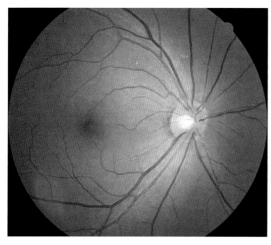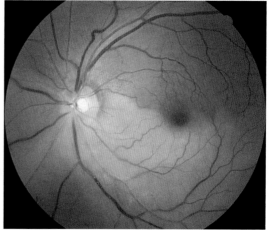

图 8-8　左眼颞下方 BRAO

男,52 岁,左眼上方视野缺损 4 天,高血压及糖尿病病史。视力 1.0/0.6,右图为左眼眼底像,左图为右眼眼底像作为对照

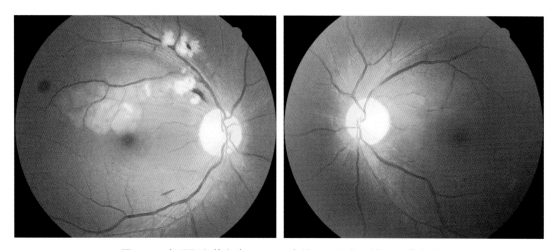

图 8-9 右眼颞上黄斑支 BRAO 合并双眼高血压性视网膜病变

女,42 岁,右眼视力下降 20 天,高血压病史 20 年。视力 0.5/1.0(此例患者眼底像曝光过强),左图为右眼眼底像,右图为左眼眼底像作为对照

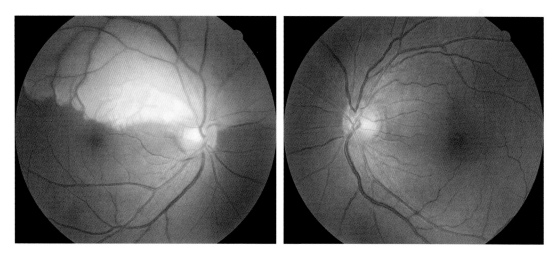

图 8-10 右眼上方半侧 BRAO

女,66 岁,右眼下方视物遮挡 5 天。视力:0.06/0.3,左图为右眼眼底像,右图为左眼眼底像作为对照

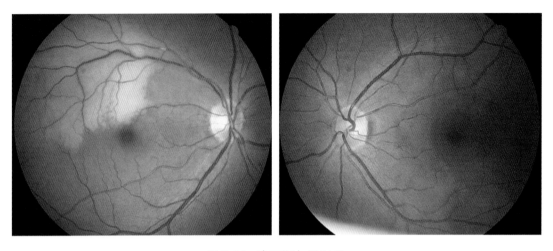

图 8-11　右眼颞上 BRAO

女,52 岁,右眼下方视野缺损 5 天,视力 0.6/1.0。左图为右眼眼底像,右眼可见颞上方视网膜动脉栓子;右图为左眼眼底像作为对照

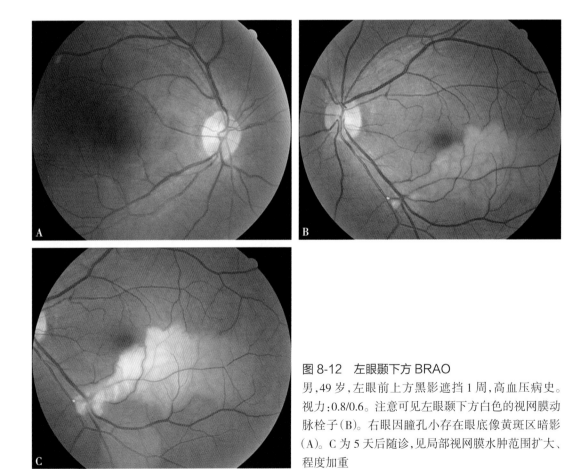

图 8-12　左眼颞下方 BRAO

男,49 岁,左眼前上方黑影遮挡 1 周,高血压病史。视力:0.8/0.6。注意可见左眼颞下方白色的视网膜动脉栓子(B)。右眼因瞳孔小存在眼底像黄斑区暗影(A)。C 为 5 天后随诊,见局部视网膜水肿范围扩大、程度加重

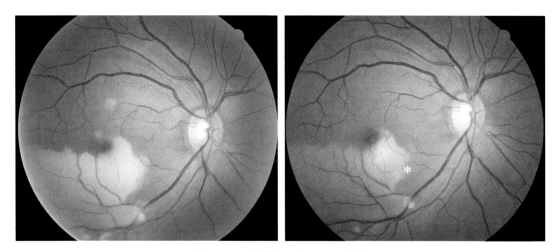

图 8-13　右眼颞下方 BRAO 复诊

男,53 岁,高血压病史 10 年,右眼上方视野缺损 4 天,视力:0.05/1.0,左图为右眼眼底像。经过治疗 2 周后复查,颞下方视网膜水肿减轻,部分棉绒斑吸收,暴露出局部动脉栓子(右图星号)

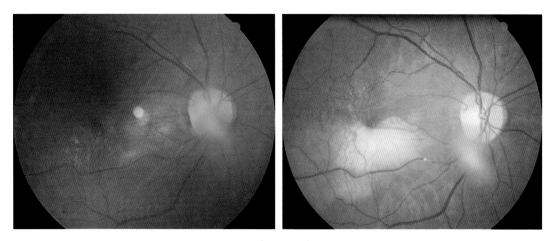

图 8-14　右眼颞下方 BRAO

女,80 岁,右眼人工晶状体眼,右眼上方视物不清 10 天,视力:0.08/0.3。可见颞下方视网膜水肿区附近的白色动脉栓子(右图)。2 年前眼底像显示存在黄斑前膜及视网膜动脉硬化(左图)

第三节　视网膜中央静脉阻塞

视网膜静脉阻塞(retinal vein occlusion,RVO)分为视网膜分支静脉阻塞(branch retinal vein occlusion,BRVO)和视网膜中央静脉阻塞(central retinal vein occlusion,CRVO),是眼科常见病、多发病。既往以成年人群为基础的眼病流行病学研究显示,BRVO患病率为0.6%~1.1%,CRVO患病率为0.1%~0.4%。而2015年1~8月北京同仁远程眼科阅片中心对基层医院阅片33 199例,视网膜静脉脉阻塞患者占2.6%,患者平均年龄60.3岁±11.5岁。其中CRVO占视网膜静脉阻塞的34%,BRVO占66%。

除了转诊外,远程医疗可指导基层医院对视网膜静脉阻塞的危险因素进行筛查与控制。常见的危险因素有:高血压病、糖尿病、高脂血症、高同型半胱氨酸血症、血液高凝状态(如白血病、骨髓瘤、巨球蛋白血症、骨髓纤维化、蛋白C通路异常性疾病、凝血因子V莱顿突变)、全身炎症性疾病(如Behcet病、结节性多动脉炎、类肉瘤病、Wegener肉芽肿病等)、青光眼、小眼球、球后占位性病变等。大多数<30岁的CRVO患者通常有明确的基础病因,如血液高凝状态。对于50岁以下既往无基础病因的CRVO患者,应进行全身性疾病的病因检查:

(1) 先进行血常规、血液生化、血糖及糖耐量、糖化血红蛋白、血脂检查。

(2) 血液高凝状态检查:包括同型半胱氨酸,蛋白C,蛋白S,抗凝血酶Ⅲ,抗心磷脂抗体,抗磷脂抗体,狼疮抗凝物(DRVVT),抗核抗体(ANA),血清蛋白电泳(SPEP),活化蛋白C抵抗,因子Ⅷ:C,Leiden因子V,凝血酶原变异物20210A等检测。

视网膜静脉阻塞视力预后多不佳,治疗上应予以足够的重视。BRVO预后稍好,治疗主要是玻璃体腔注射抗VEGF药物或曲安奈德或联合眼底激光治疗,目的是消除黄斑水肿,防止新生血管产生。CRVO治疗棘手,由于病因不明,缺乏针对病因的治疗手段,治疗的总体目标是防止新生血管的产生,尤其是防止新生血管性青光眼的产生。CRVO分非缺血型和缺血型。非缺血型目前主要的治疗方法是眼内注射抗VEGF或糖皮质激素类药物,密切观察,OCT可每4~6周检查一次,荧光素眼底血管造影(FFA)可每2~3个月检查一次,一旦有明显缺血表现,可进行全视网膜激光光凝治疗。缺血型目前主要的治疗方法是全视网膜激光光凝联合玻璃体内注射抗VEGF药物。

CRVO患者主诉单眼突然或逐渐性无痛性视力下降,视力根据阻塞程度及黄斑水肿情况变化较大。既往多有相关危险因素,如心血管疾病、动脉硬化、高血压、糖尿病等病史。眼底像表现:四个象限的视网膜弥漫性火焰状、片状出血,散在分布的棉绒斑,四个象限视网膜静脉迂曲、怒张,视网膜可有微血管瘤形成。黄斑部水肿或黄白色星芒状硬性渗出,黄斑囊样水肿表现为暗红色花瓣状。视盘可边界不清、充血、水肿、出血。缺血型者疾病晚期可见视盘、视网膜或虹膜新生血管形成,一般视网膜出血广泛、稠厚、棉绒斑更多;非缺血型者一般视网膜出血较少、水肿不明显或较轻。因此在远程眼科图像传输时,根据病史、视力、眼底像情况可初步筛查是非缺血型或缺血型CRVO(图8-15~图8-20)。CRVO患者应每个月复查一次,仔细检查视盘、视网膜及虹膜有无早期新生血管的发生。必要时行FFA检查来判定。黄斑水肿情况应行OCT检查。

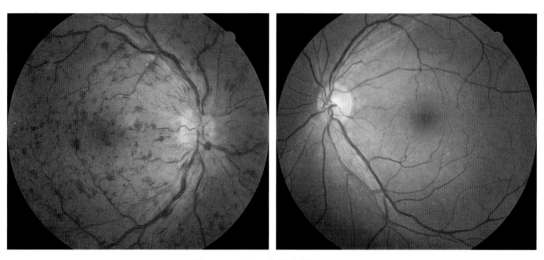

图 8-15　右眼非缺血性 CRVO

男,50 岁,右眼视力下降 10 天,视力 0.4/0.8,左图为右眼眼底像,右图为左眼眼底像作为对照

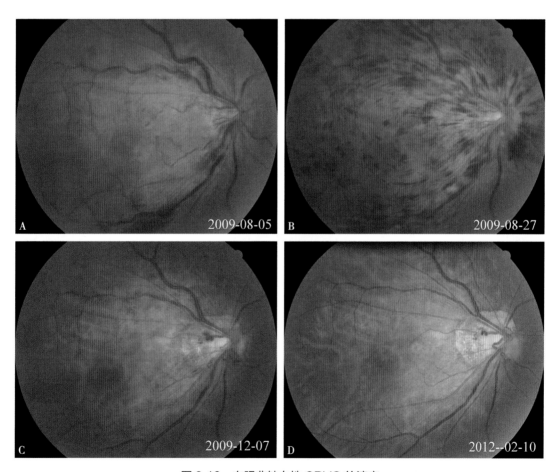

图 8-16　右眼非缺血性 CRVO 的演变

女,65 岁,因视力下降 3 天就诊(A),当时视力 0.1/0.8。22 天后复查,右眼眼底出血加重(B)。4 个月后复查眼底出血大部分吸收(C)。2.5 年后复查,视力 0.4/0.6,眼底出血吸收,视盘残留血管祥(D)

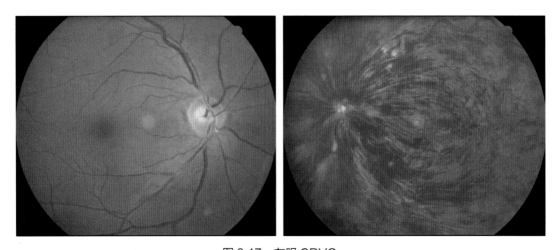

图 8-17　左眼 CRVO

女,67 岁,左眼突然视力下降 2 周,高血压病史,视力 0.6/0.02,右图为左眼眼底像,左图为右眼眼底像作为对照

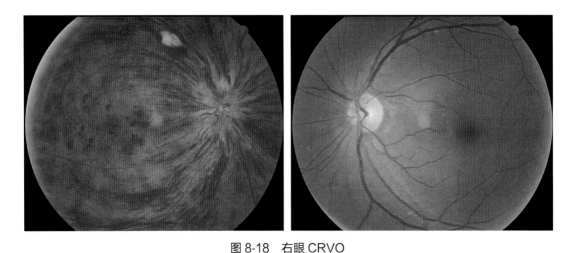

图 8-18　右眼 CRVO

女,51 岁,右眼视力下降 1 周,视力 0.2/1.0,否认高血压、糖尿病病史,左图为右眼眼底像,右图为左眼眼底像作为对照

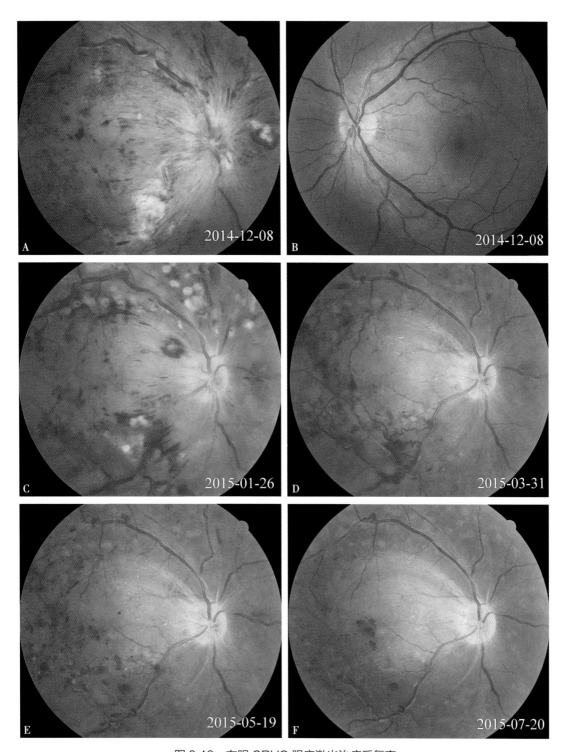

图 8-19　右眼 CRVO 眼底激光治疗后复查

男,43 岁,右眼急剧视力下降 1 周就诊(A 为右眼眼底像,B 为左眼眼底像作为对照),视力:0.06/1.0。右眼眼底激光治疗术后 1 周(C)、2 个月(D)、4 个月(E)、6 个月(F)的眼底像。激光术后 6 个月,眼底出血大部分吸收,视力 0.6/1.0

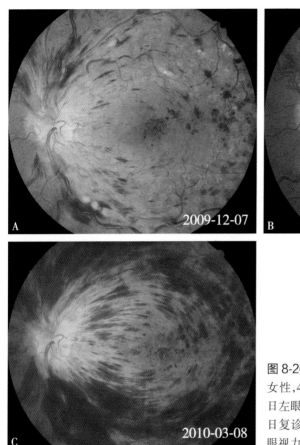

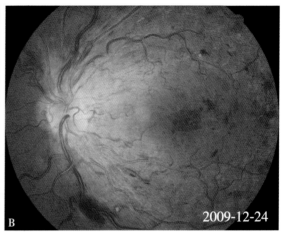

图 8-20　CRVO 的病情加重过程

女性,46 岁,否认高血压、糖尿病史。2009 年 12 月 7 日左眼全视网膜光凝术后 2 周,视力 0.3(A)。12 月 24 日复诊,左眼视力 0.4(B)。2010 年 3 月 10 日复诊,左眼视力下降加重,视力 0.05(C)

FFA 检查对于鉴别缺血型与非缺血型 CRVO 有重要价值。缺血型者,视网膜循环时间延长,视网膜静脉充盈明显迟缓,视盘表面毛细血管明显扩张、渗漏;造影晚期静脉管壁着染,黄斑区弥漫样或呈花瓣样强荧光;可见广泛毛细血管无灌注。非缺血型者,出血多见于视盘周围及后极部;发病早期很少有毛细血管无灌注。基层医院在缺乏 FFA 等检查条件以及眼底激光治疗条件时,应及时将 CRVO 患者向上级医院转诊。

第四节　视网膜分支静脉阻塞

视网膜分支静脉阻塞(BRVO)患者主诉单眼无痛性突然视力下降或部分视野缺损。多见于动脉硬化患者。眼底像表现:沿阻塞的分支静脉走行分布的浅层视网膜出血(火焰状),出血范围通常不超过水平中线;所属区域可有视网膜水肿、散在棉绒斑、微血管瘤形成;阻塞部位以远的静脉迂曲、怒张;位于动、静脉交叉处的阻塞点附近的静脉由于硬化的动脉压迫使之管腔变细,不规则。疾病晚期可出现视网膜新生血管及玻璃体积血。多发生于颞上方、颞下方视网膜(图 8-21~ 图 8-25)。可存在高血压、视网膜动脉硬化的其他表现。因此应定期复查,必要时行 FFA 检查,FFA 检查常显示阻塞象限的静脉回流迟缓,出血区荧光遮蔽,FFA 检查时应注意有无大片视网膜无灌注区及新生血管的发生。OCT 检查有助于显示黄斑水肿情况。合并明显黄斑囊样水肿的 BRVO 患者可及时向上级医院转诊。

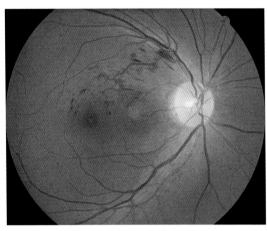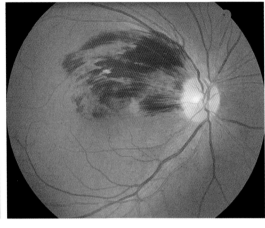

图 8-21　黄斑分支静脉阻塞眼底出血进展

女性,57 岁,高血压病史 4 年,无糖尿病,右眼视力下降 10 天就诊,视力 0.3,眼底见左图。2 个月后复诊时,视力 0.06,眼底见右图,眼底出血范围及程度均加重

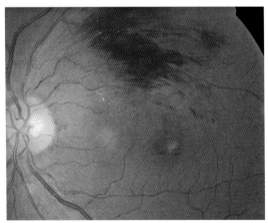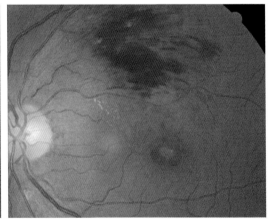

图 8-22　BRVO 合并黄斑囊样水肿

男性,59 岁,否认高血压、糖尿病史,左眼视力下降 3 个月,视力矫正 0.3,眼底见左图。1 个月后复查,左眼矫正视力 0.4,视网膜出血稍减轻,黄斑水肿无变化(右图)

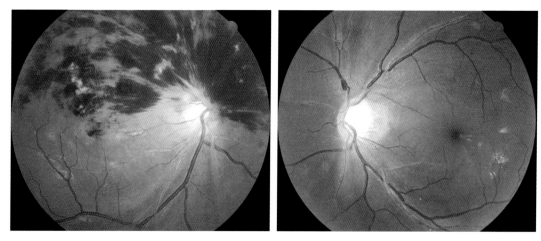

图 8-23　右眼上方半侧 BRVO

男,29 岁,右眼视力下降半个月,矫正视力:右眼 0.5,左眼 1.0,高血压病史。双眼(左图为右眼,右图为左眼)视网膜动脉弥漫性缩窄,动静脉交叉征明显,右眼上方视网膜大片火焰状出血,黄斑囊样水肿

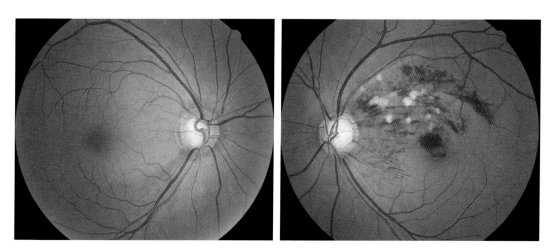

图 8-24　双眼青光眼合并左眼颞上方 BRVO

女,67 岁,视力右眼 1.0,左眼 0.4。右眼(左图)下方盘沿窄及相应处 RNFLD,左眼(右图)颞上盘沿窄,颞上方黄斑分支静脉阻塞,黄斑囊样水肿

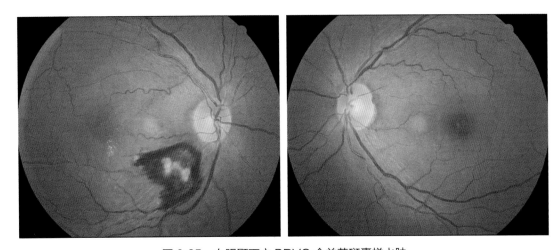

图 8-25　右眼颞下方 BRVO 合并黄斑囊样水肿

女,51 岁,高血压病史,右眼视力下降 1 个月,矫正视力:右眼 0.2,左眼 1.0。双眼(左图为右眼,右图为左眼)视网膜动脉弥漫性缩窄,右眼颞下方视网膜片状出血及渗出,黄斑水肿、硬性渗出

第九章

常见黄斑部疾病的远程筛查

第一节　黄斑前膜的远程筛查

黄斑前膜(epimacular membrane)又称黄斑前纤维组织增生(premacular/epimacular fibroplasia),是黄斑区内表面形成的一层纤维无血管的细胞增殖膜,在其发生皱缩及收缩后导致黄斑组织结构起皱及扭曲,引起视力下降及视物变形。

发生在老年人的无明确病因的黄斑前膜称为特发性黄斑前膜(idiopathic epimacular membrane,IEM),是与老龄化有关的较常见的黄斑疾病,常发生在玻璃体后脱离之后。特发性黄斑前膜患病率为 5%~12%,随年龄增长有增高趋势。2015 年 1~8 月北京同仁远程眼科阅片中心对基层医院阅片 33 199 例,黄斑前膜患者占 3.04%,平均年龄 64.99 岁 ±9.84 岁,80% 的患者年龄在 50~75 岁。男性与女性之比为 1:1.8。

眼底照相黄斑前膜筛查时,要求尽可能散瞳进行,以使黄斑区显示清楚。应避免影响黄斑区观察的黄斑暗影等质量缺陷。

黄斑前膜远程筛查诊断分级标准:

Ⅰ期:玻璃纸样黄斑病变(cellophane maculopathy):黄斑区或黄斑附近增殖膜透明或半透明,仅在视网膜玻璃体交界面反光增强,随着膜的进展而逐渐混浊而呈玻璃纸样,但无明显视网膜牵拉。

Ⅱ期:表面皱纹样黄斑病变(crinkled cellophane maculopathy):增殖膜收缩,视网膜出现一系列小的不规则皱褶。但血管扭曲不显著。无黄斑水肿、出血、渗出以及视网膜色素上皮(RPE)改变(图 9-1,图 9-2)。

Ⅲ期:黄斑皱襞(macular pucker):增殖膜致密增厚、灰白明显可见,可遮挡其下血管。视网膜及视网膜血管迂曲变形明显,出现黄斑皱襞。可伴有黄斑水肿、黄斑囊变、黄斑裂孔、黄斑出血、棉绒斑及牵拉性视网膜脱离等。黄斑区圆而暗的视网膜前表面皱缩,看起来像一个黄斑裂孔称为假性裂孔(图 9-1,图 9-2)。

单纯眼底照相对Ⅰ期黄斑前膜诊断的敏感性及特异性稍差,偶尔需要 OCT 辅助诊断。单纯眼底照相对Ⅱ、Ⅲ期黄斑前膜可以进行诊断,但辅助 OCT 检查可对其厚度、视网膜牵拉影响程度、有无黄斑水肿及裂孔等改变进行检测。

视网膜裂孔或脱离、葡萄膜炎、眼外伤、视网膜血管疾病等均可继发黄斑前膜(图 9-3,图 9-4)。

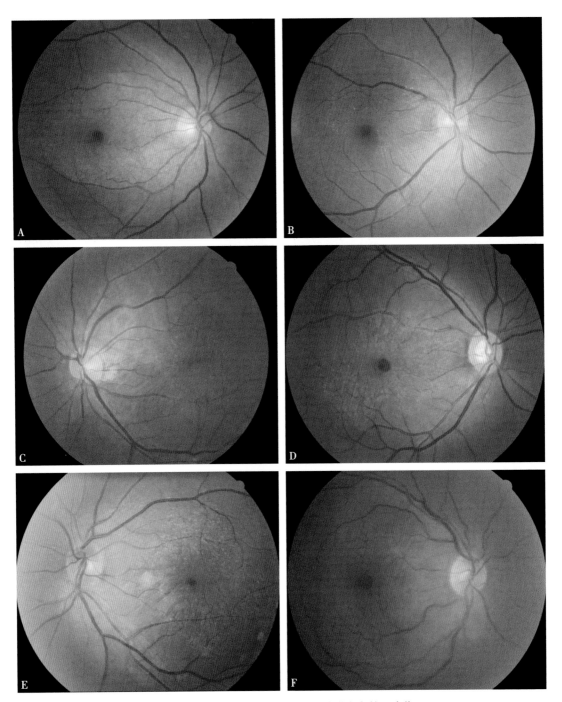

图 9-1　6 例不同程度特发性黄斑前膜患者的眼底像

A. 女性,61 岁,黄斑前膜Ⅰ期,视力 0.6;B. 女性,54 岁,黄斑前膜Ⅱ期,视力 1.0,高血压病史;C. 女性,66 岁,黄斑前膜Ⅱ期,视力 0.6;D. 女性,56 岁,黄斑前膜Ⅲ期,视力 0.6,存在黄斑假孔样外观;E. 女性,51 岁,黄斑前膜Ⅱ期,视力 0.6;F. 女性,65 岁,视力 0.5,黄斑前膜Ⅱ期,存在黄斑假孔样外观

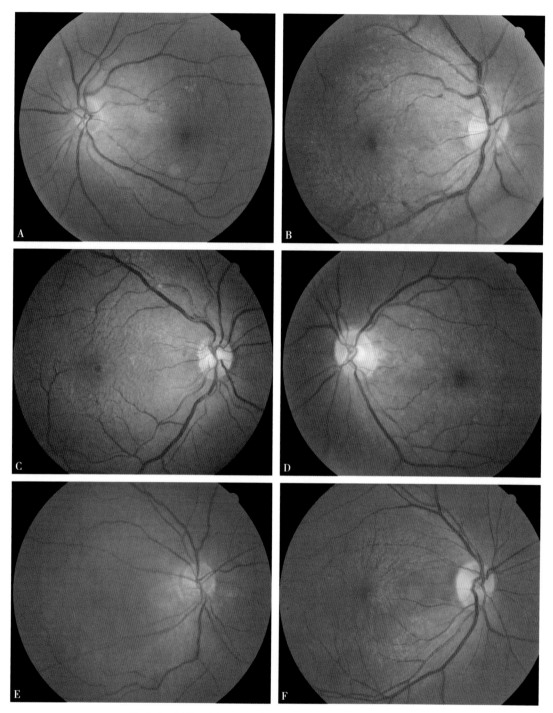

图 9-2　另外 6 例不同程度特发性黄斑前膜患者的眼底像

A. 女性,64 岁,黄斑前膜 I 期,视力 0.8,高血压、糖尿病病史,黄斑上方少量散在斑点状膜状改变;B. 女性,59 岁,黄斑前膜 III 期,视力 0.6,糖尿病病史;C. 女性,56 岁,黄斑前膜 II 期,视力 0.5;D. 女性,68 岁,黄斑前膜 II 期,视力 0.5,高血压病史;E. 女性,75 岁,黄斑前膜 II 期,合并后囊下型白内障,视力 0.6;F. 女性 61 岁,黄斑前膜 II 期,视力 0.9

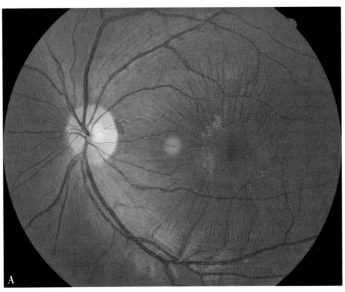

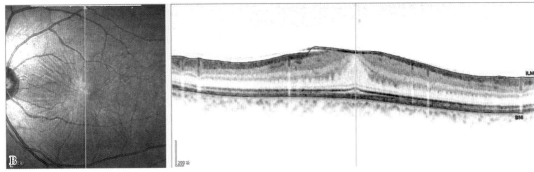

图 9-3　眼外伤后继发黄斑前膜(Ⅲ期)

男性,40 岁,左眼球钝伤 2 年,视力 0.6,视物变形。A. 眼底像,膜厚,视网膜内表面明显变形,可见黄斑皱褶;B. OCT 扫描所见,前膜牵拉黄斑中心凹消失,即将形成黄斑裂孔

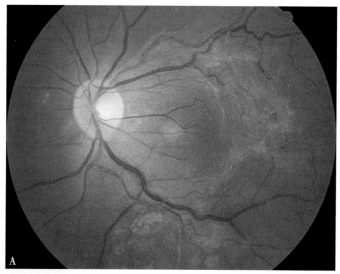

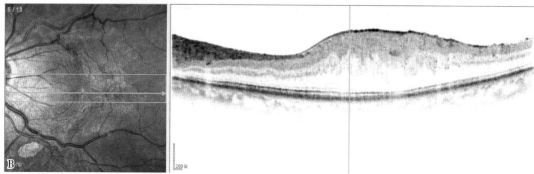

图 9-4 视网膜分支静脉阻塞后继发黄斑前膜（Ⅲ期）

女性,72 岁,高血压病史,左眼视网膜分支静脉阻塞眼底激光治疗后 2 年。A. 眼底像,B. OCT 扫描所见,前膜牵拉黄斑中心凹消失,黄斑水肿

多数特发性黄斑前膜患者症状轻微不需要特殊治疗,每半年眼底照相随访一次即可,随访时可发现前膜的范围及程度的变化情况,部分患者前膜可自发减轻;单眼黄斑前膜对侧眼发病风险增加约 2.5 倍,因此对侧眼也需要随访观察。Ⅲ期黄斑前膜通常视力下降较严重,可转诊眼底病专业医师进行玻璃体切除黄斑剥膜术以解除黄斑的牵拉状态、改善视力。

第二节 黄斑裂孔的远程筛查

黄斑裂孔(macular hole,MH)是各种原因造成的从视网膜内界膜至感光细胞层发生的组织缺损。无明显相关原发眼部病变的黄斑裂孔称为特发性黄斑裂孔(idiopathic macular hole,IMH),有研究显示其占黄斑裂孔患者的 83%,女性患者多见,发病年龄多在 50 岁以上。2015 年 1~8 月北京同仁远程眼科阅片中心对基层医院阅片 33 199 例,黄斑裂孔或可疑黄斑裂孔患者占 0.43%,平均年龄 64.0 岁 ±12.9 岁,50~75 岁者占 76.8%。男性与女性之比为 1∶3.3。特发性黄斑裂孔目前认为系玻璃体后皮质收缩对黄斑的切线方向的牵拉所致。

　　黄斑裂孔患者主诉为视力下降、视物变形或中心暗点。全层黄斑裂孔者视力显著下降（多在 0.5 以下），中央暗点。眼底像上全层黄斑裂孔表现为黄斑中心出现一圆形红色斑，大小不一，常为 1/3~2/3 视盘直径（PD）大小，周围环绕灰色晕轮（视网膜下液）（图 9-5）。板层

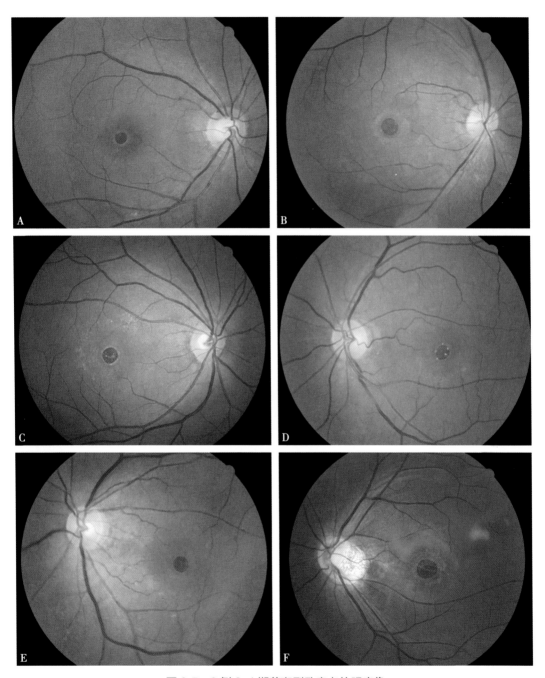

图 9-5　6 例 3、4 期黄斑裂孔患者的眼底像

A. 女性，60 岁，3 期裂孔，视力 0.04；B. 女性，66 岁，3 期裂孔，视力 0.02；C. 女性，63 岁，3 期裂孔，视力 0.02；D. 女性，65 岁，3 期裂孔，视力 0.06；E. 女性，66 岁，4 期裂孔，视力 0.08；F. 男性，43 岁，4 期裂孔，视力 2 尺指数，高度近视，图 F 黄斑裂孔与高度近视眼有关，其余 5 例均为特发性黄斑裂孔

裂孔的颜色常没有全层孔那么红,其周围没有晕轮,也无孔底小黄点,视力较好。

严重的黄斑前膜可合并假性黄斑裂孔,即在黄斑区视网膜表面由于前膜的存在而形成裂孔样改变,这在眼底像上通常难以鉴别,OCT 检查易于鉴别。

特发性黄斑裂孔的远程筛查诊断分级标准:

参考 1995 年 Gass 黄斑裂孔分期,特发性黄斑裂孔远程筛查也可分为 4 期:

1a 期:早期玻璃体皮质外层收缩伴中心凹脱离(即将发生黄斑裂孔)。中心凹反光消失,出现黄色斑点;

1b 期:中心凹陷消失,出现黄色小环(逼近黄斑裂孔)(图 9-6A),约半数病例会自发缓解。视力通常不受影响或仅轻度下降;

2 期:小的(直径 <400μm)中心凹裂开(视网膜神经上皮全层裂孔),表现为小圆形、马蹄形或新月形缺损,玻璃体后皮质仍与黄斑粘连,无 Weiss 环(图 9-6B);

3 期:较大(直径 >400μm)的全层孔,常伴孔周围视网膜隆起,玻璃体后皮质仍与黄斑附着,黄斑裂孔前可有或无一小盖(图 9-6C),此期患者视力较差;

4 期:较大(直径 >400μm)的全层孔,伴完全玻璃体后脱离(PVD),可有 Weiss 环(图 9-6D),此期患者视力较差。

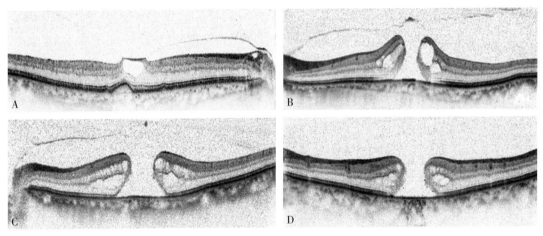

图 9-6 根据 Gass 黄斑裂孔分期的 OCT 图像
A. 黄斑裂孔 1 期;B. 黄斑裂孔 2 期;C. 黄斑裂孔 3 期;D. 黄斑裂孔 4 期

一般而言,眼底照相可较好地用于筛查和诊断 3、4 期黄斑裂孔,对 2 期黄斑裂孔的准确性稍差,对 1 期裂孔准确性较差,因此对于 1 期及 2 期裂孔的筛查和诊断最好结合 OCT 检查。通过眼底像筛查黄斑裂孔时,可按视盘直径(1600μm)粗略估计裂孔大小,如果孔直径 >400μm,且孔周有明显的晕环(浅脱离),孔底可见多个黄白色小斑点,即为 3 期或 4 期裂孔;如果同时可见视盘周围的 Weiss 环,则是 4 期裂孔。3、4 期黄斑裂孔患者的视力均较差。2 期裂孔也是全层孔,但直径较小(<400μm),孔周晕环可有可无。1 期裂孔有分辨性的是 1b 期,具有特征性的黄色小环,但并非组织缺损孔的样子;1a 期眼底像难以分辨。1 期因无组织缺损因此视力较好。1b 期和 2 期裂孔由于是一动态进展过程,需要 OCT 辅助检查。

 2 期裂孔应尽早手术治疗;3 期、4 期裂孔根据患者具体情况合理选择手术(图 9-7)。远程眼科筛查通过眼底照相诊断为黄斑裂孔者尽可能到有条件的医疗单位进行 OCT 检查,以便决定是否需要转诊及手术治疗。

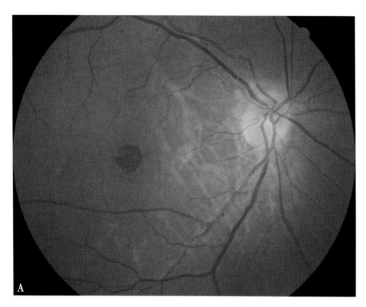

图 9-7 右眼特发性黄斑裂孔 3 期
女性,59 岁,矫正视力 0.3。OCT 示部分右眼玻璃体后界膜与黄斑粘连,裂孔直径 1/3~1/2PD。患者可转诊进行手术治疗。A 为患者右眼眼底像,B、C 分别为水平、垂直扫描方向上的右眼 OCT 图像

IR 30° + OCT 30?(9.1 mm) ART (13) Q: 21 [HS]

IR 30° + OCT 30?(9.1 mm) ART (21) Q: 16 [HS]

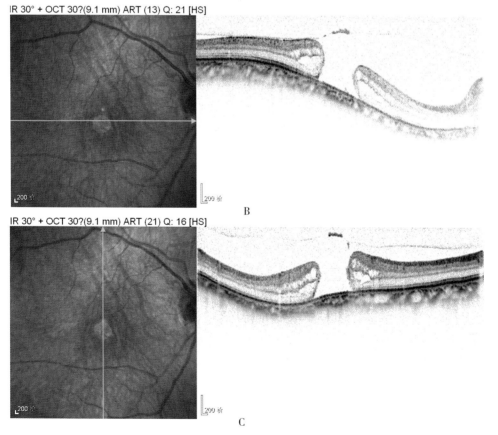

2013 年,国际玻璃体黄斑牵拉研究组根据 OCT 研究结果,对玻璃体黄斑粘连(vitreomacular adhesion,VMA)、玻璃体黄斑牵拉(vitreomacular traction,VMT)及黄斑裂孔做了新的定义及分类(表 9-1、表 9-2)。认为在老化过程中产生的玻璃体后脱离(posterior vitreous detachment,PVD)可以进而发展为 VMA,最终可发展为病理性的 VMT 及黄斑裂孔,而这一过程的发展是动态连续性的。

表 9-1　2013 年"国际玻璃体黄斑牵拉研究组"对 VMA、VMT、MH 的分类

术语	定义	分类
玻璃体黄斑粘连(VMA)	有玻璃体后脱离,中心凹 3mm 半径内玻璃体与黄斑粘连,但中心凹的形态基本没有变化	局限性 VMA:≤1500μm 广泛性 VMA:>1500μm
玻璃体黄斑牵拉(VMT)	有玻璃体后脱离,中心凹 3mm 半径内玻璃体与黄斑粘连,中心凹形态发生变化,视网膜内的结构改变,可有中心凹的上移,但没有视网膜的全层缺损	局限性 VMT:≤1500μm 广泛性 VMT:>1500μm
全层黄斑裂孔(full-thickness macular hole,FTMH)	中心凹处内界膜至色素上皮层视网膜的全层缺损	小 FTMH:≤250μm 中等 FTMH:>250μm,但≤400μm 大 FTMH:>400μm

表 9-2　既往常用的 Gass FTMH 分期与国际玻璃体黄斑牵拉研究组分级的对应关系

既往常用的 Gass FTMH 分期	国际玻璃体黄斑牵拉研究组分级
0 期	VMA
1 期:即将发生的黄斑裂孔	VMT
2 期:小 FTMH	小或中等 FTMH 伴 VMT
3 期:大 FTMH	中等或大 FTMH 伴 VMT
4 期:合并 PVD 的 FTMH	小、中等或大 FTMH,不伴 VMT

注:FTMH:全层黄斑裂孔;VMA:玻璃体黄斑粘连;VMT:玻璃体黄斑牵拉;PVD:玻璃体后脱离

与黄斑前膜相似,眼底照相黄斑裂孔筛查时,也要求尽可能散瞳进行,以使黄斑区显示清楚。应避免影响黄斑区观察的黄斑暗影等质量缺陷。由于患者多见于老年人,多合并不同程度的白内障,因此眼底照相筛查时更需要散瞳,不散瞳检查存在着黄斑裂孔被漏诊的风险(图 9-8)。

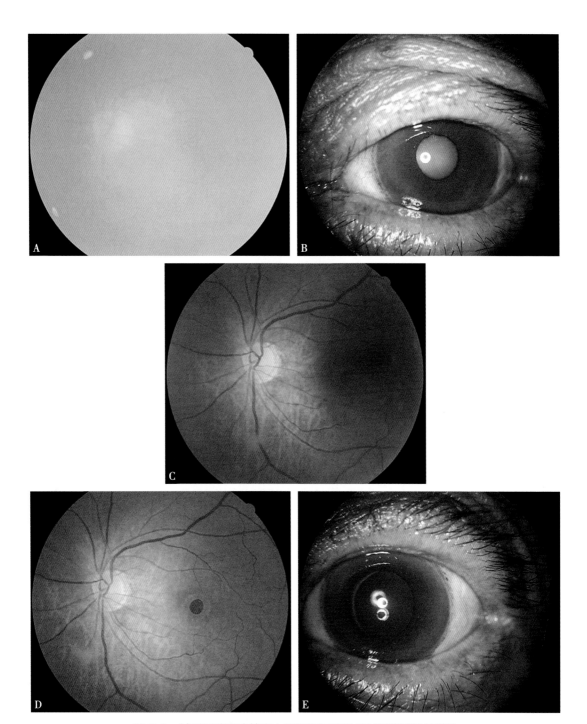

图 9-8　基层医院眼病筛查上传图像远程阅片时黄斑裂孔被漏诊

女性,78 岁,因白内障就诊,视力 0.02。眼底及外眼像见 A、B。术后 1 个月未散瞳眼底照相,因黄斑区暗影黄斑裂孔被漏诊(C)。术后 2 个月复查散瞳后眼底像发现黄斑裂孔(D),外眼像见图 E,视力 0.08。此例患者说明了老年人眼病筛查时散瞳眼底照相的重要性

第三节　中心性浆液性脉络膜视网膜病变与中心性渗出性脉络膜视网膜病变的远程筛查

中心性浆液性脉络膜视网膜病变(central serous chorioretinopathy,CSC)既往文献报告男性患病是女性的6倍,主要见于中年人,年轻人及60岁以上者偶有报告。双眼患病达40%,尽管就诊时双眼患病者仅占4%。慢性病例多有双眼受累趋势(图9-9,图9-10),分急性、慢性及复发性三种。典型病例多呈急性自限性,多在3个月内视网膜神经上皮脱离恢复,也有人将6个月作为急、慢性的分界。慢性病例可分为单次发作后的CSC、恢复的CSC复发、复

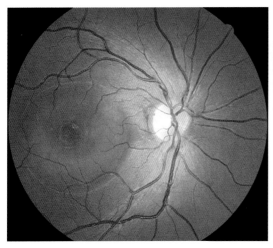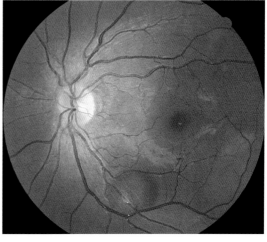

图 9-9　双眼中心性浆液性脉络膜视网膜病变

男性,35岁,右眼(左图)6PD大小黄斑区神经上皮浆液性脱离,左眼(右图)黄斑下方视网膜1PD大小的神经上皮浆液性脱离

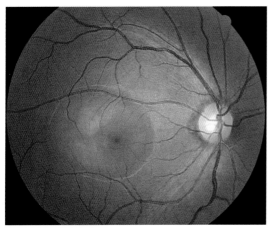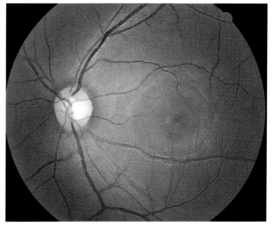

图 9-10　双眼中心性浆液性脉络膜视网膜病变

男性,35岁,双眼(左图为右眼,右图为左眼)4PD大小黄斑区神经上皮浆液性脱离

发性慢性 CSC 三种。2015 年 1~8 月北京同仁远程眼科阅片中心对基层医院阅片 33 199 例，中心性浆液性脉络膜视网膜病变患者占 0.81%，平均 43.5 岁 ±7.9 岁，77.7% 的患者年龄在 30~50 岁。男性是女性的 2.36 倍。

　　表现：视力下降，视物变暗、变形、变小。眼底像上黄斑区或其附近视网膜出现 1 个甚至数个视盘直径（PD）大小、圆形或椭圆形扁平盘状浆液性脱离区，沿脱离边缘可见弧形光晕，中心光反射消失（图 9-11）。患病后期，盘状脱离区视网膜下可有众多细小黄白点（图 9-12）。远程眼底像阅片时由于本病黄斑区的特征性改变较易识别，但应注意双眼黄斑区形态对比观察，否则偶有漏诊。OCT 检查可见黄斑区神经上皮脱离，有时合并有视网膜色素上皮脱离（图 9-11~ 图 9-13）。

　　本病应与中心性渗出性视网膜脉络膜病变（又称特发性脉络膜新生血管膜）鉴别。后者单眼患病，年龄多在 40 岁以下。眼底像上黄斑区孤立的类圆形灰色病灶，病灶较小（多 1/3~1PD），病灶周围可伴有环状出血。OCT 检查可见黄斑区脉络膜新生血管形成（图 9-13、图 9-14），玻璃体内注射抗 VEGF 药物效果较好。

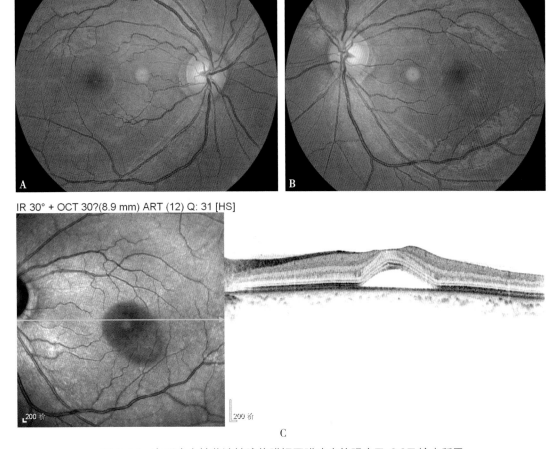

图 9-11　左眼中心性浆液性脉络膜视网膜病变的眼底及 OCT 检查所见

男性，38 岁，左眼视物变暗 15 天，视力 0.6。A、B 分别为右眼、左眼眼底像，C 为左眼 OCT 图像。注意比较双眼眼底像黄斑区的形态差异

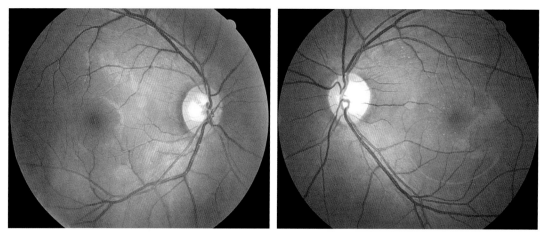

图 9-12　左眼中心性浆液性脉络膜视网膜病变的黄斑区神经上皮盘状脱离及视网膜下散在渗出斑

男性,40 岁,视力右眼 1.0,左眼 0.5。右图为左眼眼底像,左图为右眼眼底像作为对照

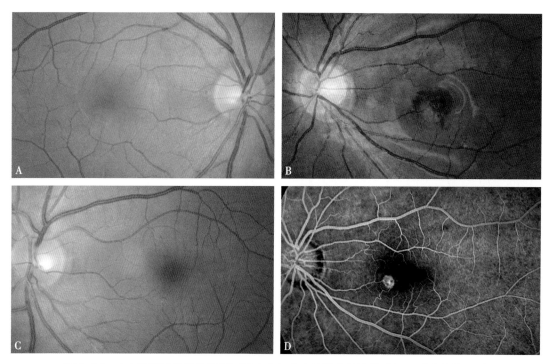

图 9-13　中心性浆液性脉络膜视网膜病变与中心性渗出性脉络膜视网膜病变的区别

A、C、E 为右眼中心性浆液性脉络膜视网膜病变患者,男性,27 岁,右眼视物变形 1 个月。视力:右眼 0.3,左眼 1.0。右眼眼底像示黄斑区盘状水肿,黄斑区血管弓内小血管走行较左眼明显变直(A),C 为左眼正常眼底。B、D、F 为中心性渗出性脉络膜视网膜病变患者,女性,23 岁,左眼视力下降、视物变形 2 周。屈光度:双眼 −3.00D,矫正视力:右眼 1.0,左眼 0.7。左眼底像显示黄斑区片状出血(B),FFA 示黄斑区小的灶状渗漏及荧光遮蔽(D)

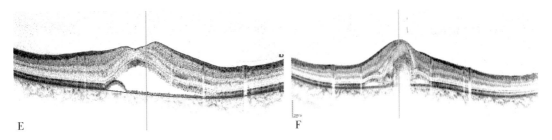

E　　　　　　　　　　　　　　　　　　　　F

图 9-13（续）　中心性浆液性脉络膜视网膜病变与中心性渗出性脉络膜视网膜病变的区别

E 为中心性浆液性脉络膜视网膜病变患者右眼 OCT 像,OCT 示右眼黄斑区视网膜神经上皮层脱离及小的色素上皮层脱离;F 为中心性渗出性脉络膜视网膜病变患者左眼 OCT 像,OCT 示左眼黄斑区视网膜神经上皮层脱离,脱离区内中高密度反射

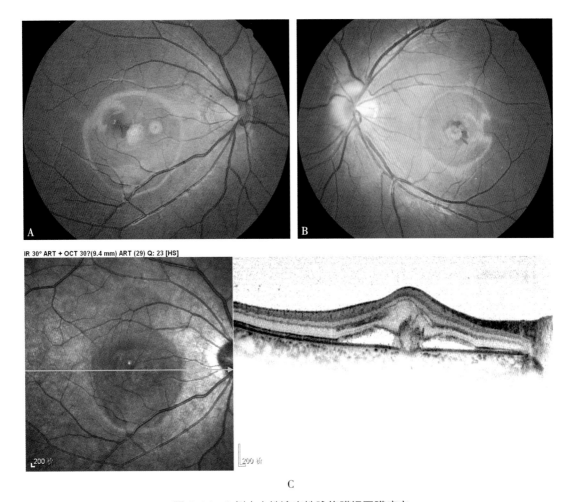

C

图 9-14　2 例中心性渗出性脉络膜视网膜病变

患者,女性,19 岁。右眼黄斑区 1PD 的灰黄病灶,周围出血,矫正视力 0.3（A）;同一患者 OCT 扫描示黄斑区脉络膜新生血管形成（CNV）合并神经上皮脱离（C）;另一患者,女性,26 岁,左眼黄斑区 2/3PD 灰黄病灶,周围出血,矫正视力 0.1（B）

　　中心性浆液性脉络膜视网膜病变远程处理建议：①保守治疗仍是目前的一线方法，通常不必急于转诊；②约 90% 的患者可自行恢复，因此对治疗结果解释时应谨慎；③使用糖皮质激素药物者首要处理是停药；④改善生活方式及进行心理疗法减轻心理压力；⑤如发病 3 个月症状仍未减轻，或有些特殊专业急需恢复视力者，可采取氩激光或其他绿、黄激光局部光凝（要求渗漏点距离中心凹 300μm 以外）以及吲哚青绿血管造影（ICGA）指导的光动力疗法（PDT）等。但在激光治疗前需到有条件的医疗单位进行 FFA 甚至 ICGA 检查。

　　基层医院眼底照相筛查怀疑是中心性渗出性脉络膜视网膜病变的患者应向上级医院转诊处理，以便进行抗 VEGF 等治疗。

第十章

玻璃体脉络膜视网膜其他疾病的远程筛查

第一节　玻璃体疾病的远程筛查

一、玻璃体变性

星状玻璃体变性(asteroid hyalosis)常见,多见于50岁以上者,多单眼发生。无症状,常因其他原因远程眼科筛查时而偶然发现。眼底像上呈散在多数、不均匀、边界模糊的黄白色球形小体(棉絮状小体)(图10-1~图10-4),随眼球运动而浮动,静止时回复原位而不下沉。

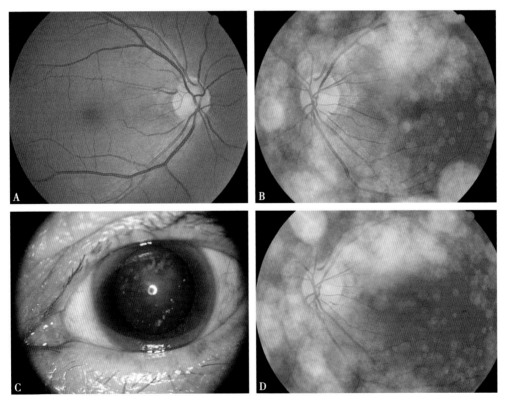

图 10-1　左眼星状玻璃体变性及随诊

男性,64岁,视力0.6/0.6。A、B分别为右眼及左眼眼底像,C为眼底照相机眼前节像,可见玻璃体内较多黄白色小体,D为1年后随访的左眼眼底像,两次照相玻璃体内变性小体的位置及大小存在一定的差异

有时可妨碍眼底像清晰度以及一些眼底结构的观察。此类患者不需治疗及转诊。

另外一种玻璃体变性是闪辉性玻璃体液化（synchysis scintillans），多呈双眼受累，患者既往曾患葡萄膜炎、眼底出血等疾患，发生年龄较早，多在40岁以下。眼底检查可见玻璃体内大量的金箔样反光的结晶，主要成分是胆固醇结晶。因玻璃体液化，随眼球运动的幅度大，静止时下沉。除对原发病进行治疗外不需特殊治疗。其与星状玻璃体变性单纯通过远程眼科眼底照相难以鉴别，需要通过散瞳裂隙灯前置镜检查鉴别诊断。

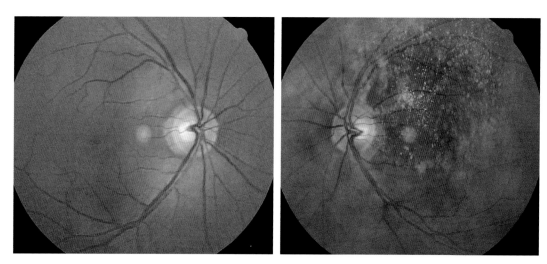

图 10-2 左眼星状玻璃体变性

女性，71岁，左眼（右图）星状玻璃体变性，左图为右眼眼底像作为对照

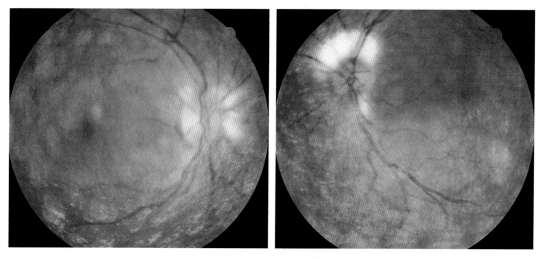

图 10-3 双眼星状玻璃体变性

女性，68岁，双眼（左图为右眼，右图为左眼）星状玻璃体变性，左眼合并视网膜有髓纤维

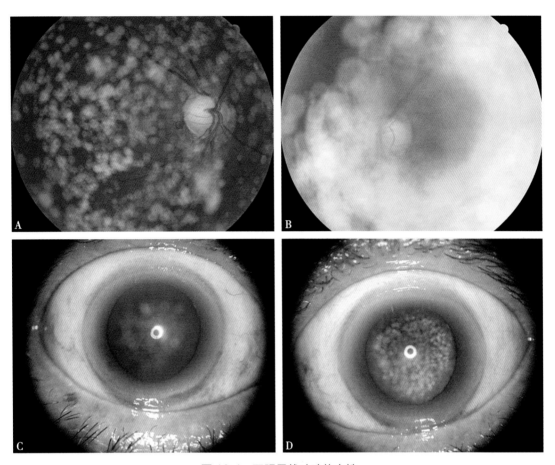

图 10-4　双眼星状玻璃体变性

男性,70 岁。右眼变性小体主要位于玻璃体后部,左眼主要位于玻璃体前部,因此在眼底像上显示双眼黄白色小体大小不一致(A、B),此患者双眼玻璃体变性已影响眼底的检查。C、D 为眼底照相机眼前节像,可见玻璃体内较多的变性小体

二、玻璃体后脱离

主诉眼前漂浮物。眼底像上呈单个环形、浅灰色的混浊物(Weiss 环)投影,多位于视盘附近(图 10-5)。多次、多张眼底照相可见 Weiss 环位置及形状可有一定的变动。患者不需特殊处理。

三、玻璃体积血

轻度玻璃体积血:眼底像上视网膜前血液阴影,可遮蔽部分眼底结构。有时可见到眼底的原发病变(如出血斑、渗出斑、血管异常性改变等)(图 10-6~ 图 10-8)。

重度玻璃体积血:眼底不入,外眼及眼前节像上眼底的红光反射消失(图 10-9,图 10-10)。远程眼科阅片时应注意与白内障所致的眼底不入进行鉴别诊断。

重度玻璃体积血患者通常需要转诊进行眼 B 超及彩色超声多普勒等检查,除外眼内占位性病变及视网膜脱离等,并进行相应的病因治疗。

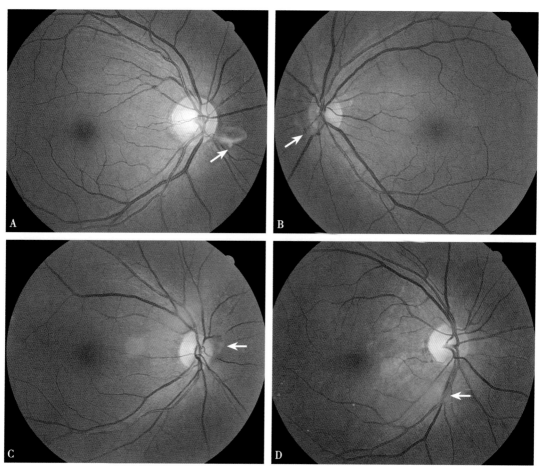

图 10-5 4 例玻璃体后脱离患者的眼底像

白箭示 Weiss 环的位置。A. 男性,56 岁;B. 女性,56 岁;C. 女性,65 岁;D. 女性,59 岁

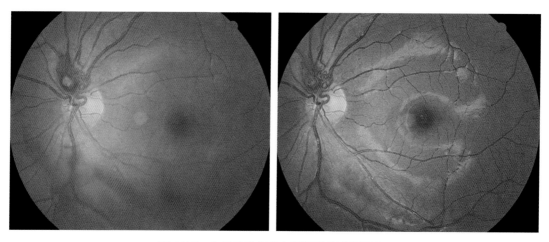

图 10-6 先天性视盘前血管袢致玻璃体积血

男性,24 岁,左眼突然视力下降 2 天,矫正视力 0.4,眼底如左图;2 周后矫正视力 1.0,玻璃体积血大部分吸收,视盘前明显的动脉袢状改变,局部残存小凝血块(右图)

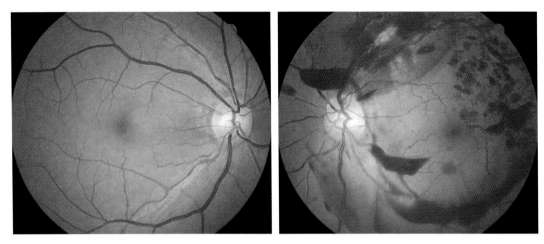

图 10-7　左眼深层视网膜、视网膜表面、视网膜前及玻璃体积血

女性,59 岁,高血压病史 5 年,左眼视力 0.4,颞上方视网膜同时存在棉绒斑(右图)。此患者为了明确诊断,需及时转诊,进行详细病史询问,血液常规及生化检查,FFA+ICGA+ 眼 B 超等检查。左图为右眼眼底像作为对照

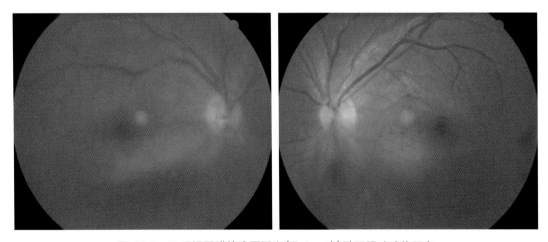

图 10-8　双眼视网膜静脉周围炎(Eales 病)致双眼玻璃体积血

男性,22 岁,右眼视力下降 7 天,左眼 2 天,既往多次玻璃体积血史,视力:右眼 0.06,左眼 0.3。左图为右眼眼底像,右图为左眼眼底像

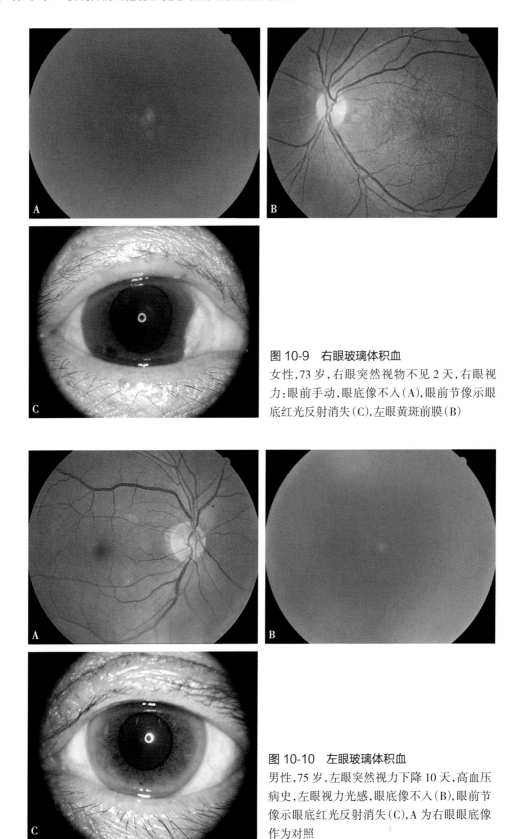

图 10-9　右眼玻璃体积血

女性,73 岁,右眼突然视物不见 2 天,右眼视力:眼前手动,眼底像不入(A),眼前节像示眼底红光反射消失(C),左眼黄斑前膜(B)

图 10-10　左眼玻璃体积血

男性,75 岁,左眼突然视力下降 10 天,高血压病史,左眼视力光感,眼底像不入(B),眼前节像示眼底红光反射消失(C),A 为右眼眼底像作为对照

第二节　脉络膜疾病的远程筛查

一、Vogt- 小柳原田综合征

可疑本病患者需要散瞳眼底照相。眼底像特征为双眼的视盘周围视网膜水肿,后极部多灶性浆液性、渗出性视网膜脱离(多湖状脱离)。可有玻璃体混浊。恢复期可见眼底广泛脱色素、大小不等的色素斑和视网膜色素上皮萎缩,呈晚霞样眼底(图 10-11~ 图 10-13)。发病初期 OCT 检查可见局限性多房样视网膜神经上皮层脱离及显著的视网膜外层高度水肿、积液所形成的大囊泡样结构(图 10-12)。

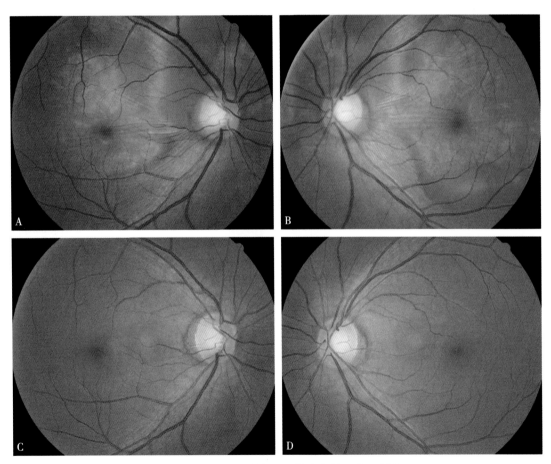

图 10-11　Vogt- 小柳原田综合征的眼底及随访

女性,43 岁,视力下降伴头痛 1 周,视力:右眼 0.4,左眼 0.8,眼底见 A、B,口服 1mg/kg 泼尼松,并逐渐减量至 6 个月,发病 9 个月后视力双眼均为 1.2,眼底见 C、D

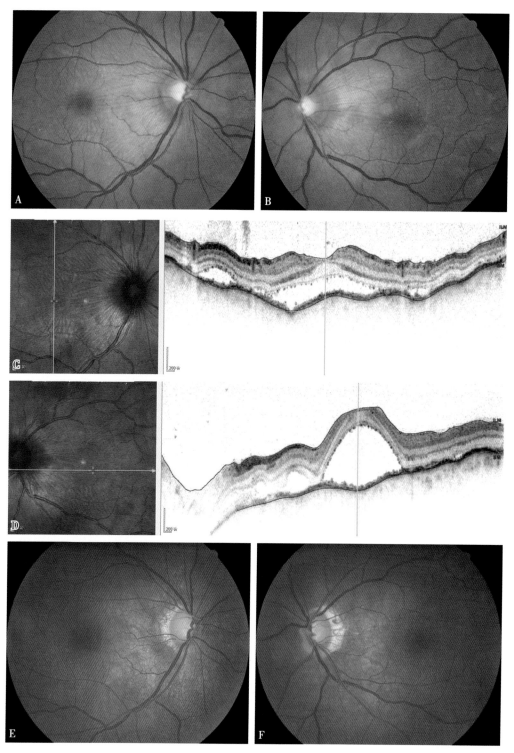

图 10-12　Vogt- 小柳原田综合征的 OCT 改变及随访时的晚霞样眼底

男性,42 岁,双眼突然视力下降 15 天就诊,视力:右眼 0.05,左眼 0.02,眼底见 A、B。OCT 扫描结果见 C、D,双眼后极部多湖样渗出性神经上皮脱离,予糖皮质激素治疗。2 年后随访视力右眼 0.1,左眼 0.2,晚霞样眼底(E、F),合并激素性青光眼,眼压:53.1/46.3mmHg

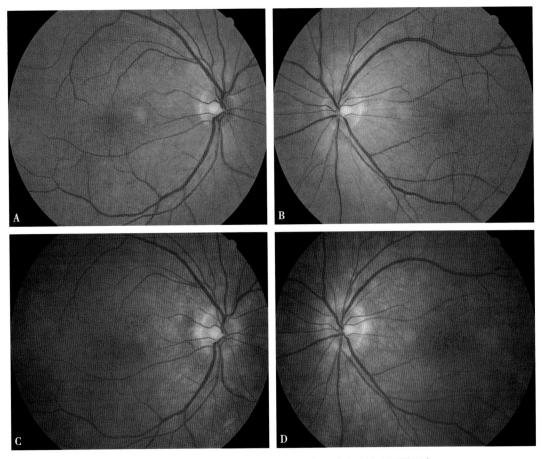

图 10-13　Vogt- 小柳原田综合征的眼底及随访时的晚霞样眼底

男性,36 岁,A、B 为首次就诊时眼底像,注意黄斑区的放射状水肿型改变;C、D 为 6 个月后复查的眼底像,由于视网膜色素上皮的广泛脱色素而呈典型晚霞样改变,注意黄斑区的色素斑块样堆积

基层医院眼底照相检查怀疑本病后应及时转诊治疗。

二、脉络膜血管瘤

脉络膜血管瘤(choroidal angioma)系先天性脉络膜血管畸形,多发生于中青年人。病变主要位于眼底后极部,尤以黄斑部周围较多,尤其是视盘颞侧。眼底像表现在血管瘤部位呈淡红色或橘红色实性扁平隆起病灶,边界不清,脉络膜血管扩张,视网膜色素上皮萎缩或脱失,其表面或周围视网膜可有渗出性脱离(图 10-14)。有弥漫性和孤立性两种类型。眼底荧光素血管造影(FFA)及脉络膜血管造影(ICGA)有助于明确诊断。

孤立的脉络膜血管瘤观察随诊,定期进行视力、眼底、眼压等检查即可。有变化者尤其是存在浆液性脱离影响视力者可转诊,进行激光、光动力或冷冻治疗。

鉴别诊断

(1) 脉络膜黑色素瘤:无色素性脉络膜黑色素瘤也可表现为橘黄色占位性病变,但多见于年长者,瘤体较高,边界不清。B 超检查可见脉络膜挖掘征,MRI 检查也有助于鉴别。

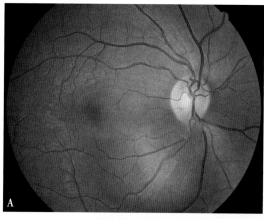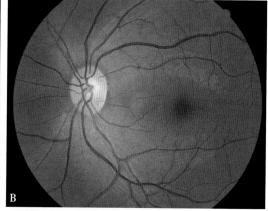

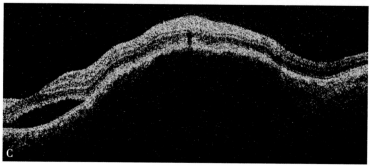

图 10-14　脉络膜血管瘤的眼底像及 OCT 所见

女性,43 岁,右眼视力下降 2 个月,视力 0.6/1.0,A、B 为患者双眼眼底像,右眼 OCT 示黄斑区渗出性视网膜脱离(C),局部视网膜色素皮下占位性病变

(2) 脉络膜骨瘤:瘤体可见卵圆形或不规则形黄白色病灶,扁平隆起,边缘圆钝,可有伪足。黄斑区可合并 CNV。B 超可探及高反射回声,X 线及 CT 示病灶与骨质密度相似。

(3) 脉络膜转移癌:继发于全身肿瘤,瘤体多灰黄色或黄白色,可合并渗出性视网膜脱离。FFA 示瘤体在荧光早期呈脉络膜弱荧光,继而逐渐出现斑点状强荧光。

三、脉络膜骨瘤

眼底像上病变多位于视盘周围,呈类圆形或不规则形,边缘不整或有伪足。瘤体色黄白或橘红,表面不光滑,可合并 CNV,周围可见出血(图 10-15)。

FFA:荧光早期瘤体可见斑块状强荧光,晚期呈弥漫性强荧光。B 超:瘤体呈高反射回声。眼眶 CT:病灶密度与骨质密度相似。OCT:疑诊 CNV 时 OCT 有重要的鉴别诊断意义。

远程眼科阅片怀疑本病时,应将患者转诊进一步检查,以明确诊断。

四、先天性脉络膜缺损

眼底像表现为视盘下方或鼻下方白色缺损区,边界清楚,其边缘有色素堆积。缺损区内可见视网膜血管及粗大迂曲的深层脉络膜血管,缺损区可累及视盘,常合并相应的虹膜缺损(图 10-16,图 10-17)。病变为静止性,随访检查一般无变化。应注意与陈旧性视网膜脉络膜病变鉴别。本病患者通常不需特殊处理。

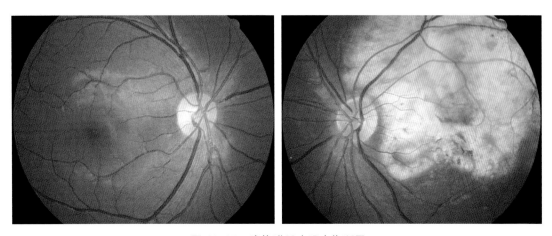

图 10-15　脉络膜骨瘤眼底像所见

女性,23 岁,视力:右眼 1.0,左眼 0.12。右眼眼底未见明显异常(左图);左眼视盘颞侧不规则形、边缘不整、黄白色、表面不光滑病灶,黄斑区可疑 CNV 形成(右图)

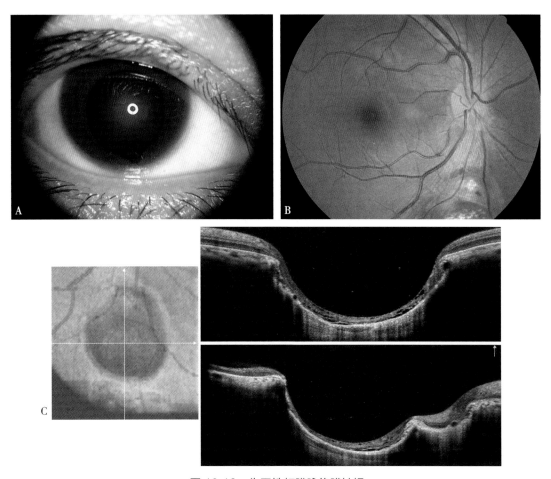

图 10-16　先天性虹膜脉络膜缺损

女性,43 岁,矫正视力 1.0。外眼像见下方虹膜部分缺损(A),眼底像见视盘下方 3PD 大小的脉络膜缺损病灶(B),C 为 OCT 检查所见

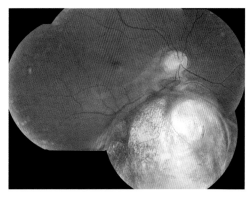
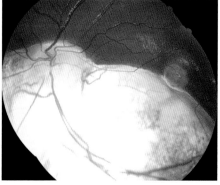

图 10-17　先天性脉络膜缺损患者的眼底拼图

左图患者女性,33 岁,右眼自幼视力差,外眼及眼前节正常。右图患者男性,2 岁,生后发现左眼经常畏光,左眼眼球及角膜均较右眼小,左眼下方虹膜亦部分缺如,眼底见下方巨大脉络膜缺损涉及下方视盘

第三节　视网膜其他疾病的远程筛查

一、视网膜大动脉瘤

眼底表现为颞上、颞下Ⅱ、Ⅲ级动静脉血管分支交叉处的视网膜动脉管壁呈纺锤状或梭形瘤样膨出,呈橘红色。瘤体附近视网膜可见黄白色硬性渗出,呈环形分布(图 10-18)。瘤体壁渗漏明显可致黄斑水肿、渗出。瘤体破裂可出现视网膜及玻璃体积血。本病需转诊处理。

二、视网膜有髓神经纤维

眼底像上可见沿视网膜神经纤维走行的白色不透明的、有丝样光泽的髓鞘斑。分布于

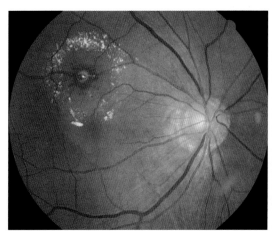
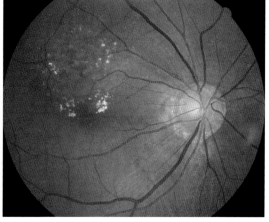

图 10-18　视网膜颞上分支大动脉瘤眼底激光治疗前后比较

男性,74 岁,高血压病史。左图为激光治疗前眼底,右图为激光治疗术后 7 个月,动脉瘤体消失,周围硬性渗出明显减轻,视力 0.6

视盘上下者多呈羽毛状。也可位于远离视盘的周边视网膜，或沿上下血管弓分布（图 10-19，图 10-20）。偶见大面积的有髓神经纤维，可遮蔽血管甚至黄斑（图 10-21，图 10-22）。

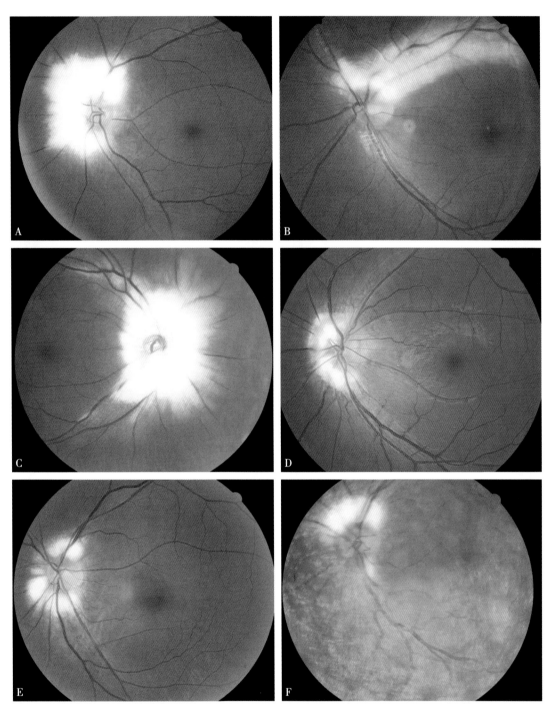

图 10-19　与视盘相连的各种形态的视网膜有髓神经纤维。

A. 男性，54 岁；B. 男性，11 岁；C. 男性，54 岁；D. 男性，40 岁；E. 女性，61 岁；F. 女性，68 岁，此例合并星状玻璃体变性

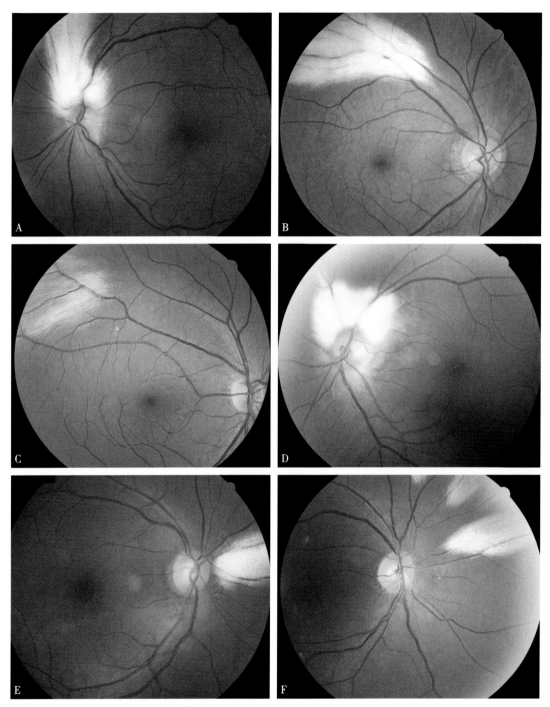

图 10-20　各种形态的视网膜有髓神经纤维

A.女性,63 岁;B.男性,49 岁,有髓神经纤维与视盘不相连;C.男性,47 岁,有髓神经纤维与视盘不相连;D.女性,57 岁;E. 女性,52 岁;F. 男性,55 岁,有髓神经纤维与视盘不相连

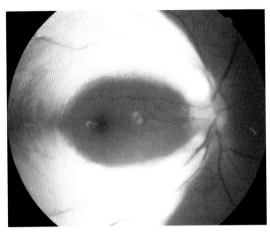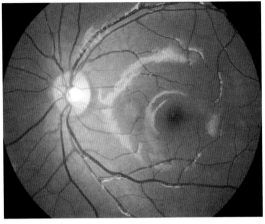

图 10-21　上下对称性巨大弓形视网膜有髓神经纤维

男性,6 岁,矫正视力:双眼 1.2。右眼可见与视盘相连的围绕黄斑上、下方巨大的白色羽毛样改变,黄斑区及周围视网膜正常(左图)。左眼眼底正常(右图)

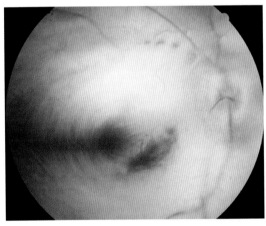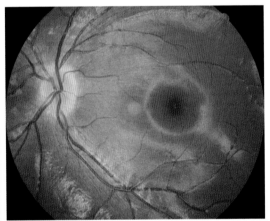

图 10-22　右眼大范围视网膜有髓神经纤维

女性,13 岁,右眼有髓纤维波及黄斑区(左图),左眼眼底正常(右图)

　　应与炎症和变性所致的视网膜白色病灶相鉴别。有髓神经纤维表面及边缘呈典型的白色鹅羽状,沿神经纤维分布,纹理清晰可见,无色素斑、萎缩斑等炎症或变性表现。

三、孔源性视网膜脱离

　　主诉眼前固定性黑影遮挡。眼底像上视网膜呈波浪形、灰白色隆起,可见其上视网膜血管爬行。后极部眼底像通常不能见到视网膜裂孔。陈旧性视网膜脱离常在脱离区的后界可见色素分界线、固定性皱褶或视网膜下沉积物、视网膜下增殖膜等,应与视网膜劈裂症相鉴别。

　　远程眼科单张眼底像见到的视网膜脱离通常为较严重的波及后极部尤其是波及黄斑者(图 10-23,图 10-24),应尽快转诊手术治疗。

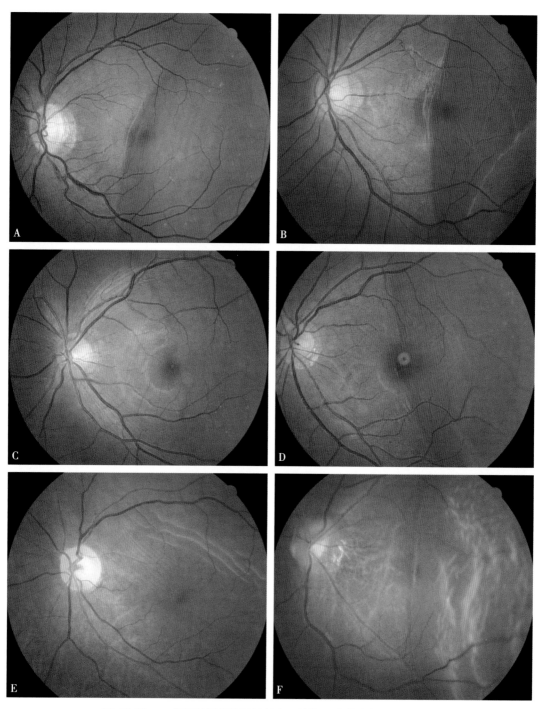

图 10-23 一组年龄较轻的波及黄斑区的视网膜脱离患者的眼底像

A. 女性,20 岁;B. 女性,22 岁;C. 男性,23 岁;D. 女性,34 岁;E. 女性,50 岁;F. 女性,52 岁

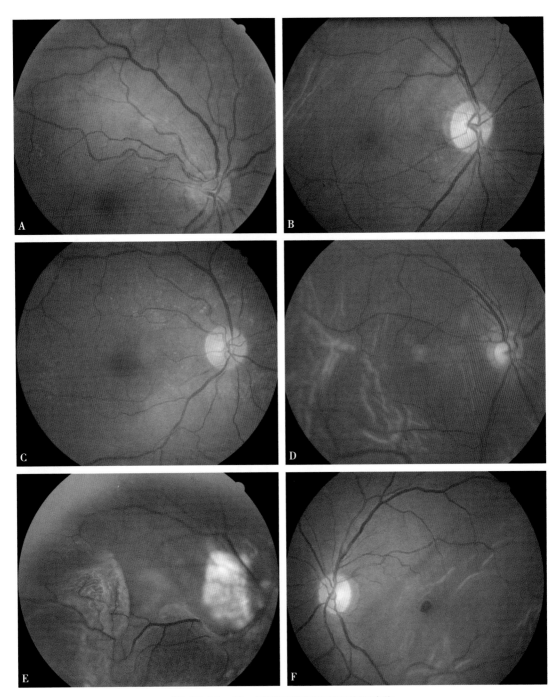

图 10-24　另一组视网膜脱离患者的眼底像

A. 女性,64 岁,尚未波及黄斑;B. 男性,60 岁,已经波及黄斑;C. 男性,74 岁,下方视网膜轻度脱离,不仔细观察,易于漏诊;D. 男性,76 岁,已经波及黄斑;E. 女性,59 岁,已经波及黄斑;F. 女性,58 岁,系黄斑裂孔合并视网膜脱离

四、青少年性视网膜劈裂症

眼底像上双眼黄斑区呈囊样改变伴视网膜皱褶,以黄斑中心凹为中心放射状改变(花瓣状)(图 10-25)。

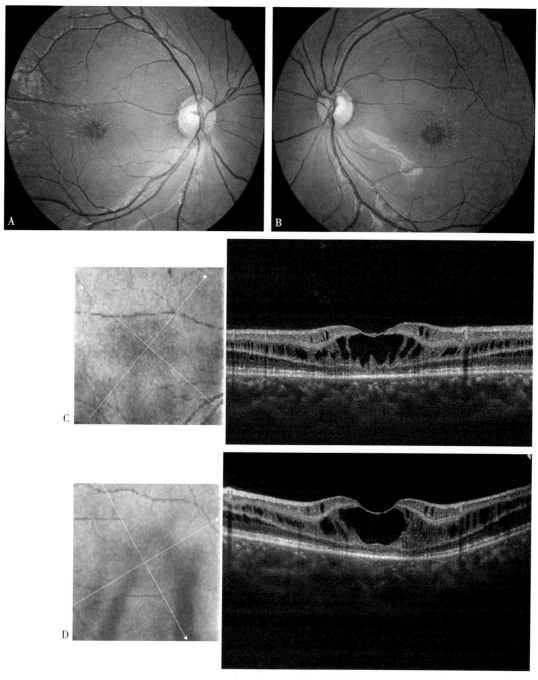

图 10-25　双眼先天性黄斑区视网膜劈裂症

男性,20 岁,矫正视力 0.2/0.3。A、B 分别为双眼眼底像,C、D 分别为双眼 SD-OCT 扫描所见

五、视网膜血管样条纹症

眼底像上双眼视盘周围视网膜深层可见规则的或轮辐状走行的红棕色或灰色的条带。可合并黄斑区脉络膜新生血管形成(CNV)(图 10-26,图 10-27)。轻微的钝伤后可出现视网膜下出血。本病合并黄斑区 CNV 时,应转诊处理。

六、原发性视网膜色素变性

主诉夜盲、视力下降。由于患者的眼底改变遍及整个视网膜,远程眼科图像采集时尽可能散瞳眼底照相。眼底像上视网膜色泽污秽,中周部视网膜广泛脱色素与骨细胞样色素沉着。视盘可呈蜡黄色,视网膜血管普遍变细。可合并黄斑囊样水肿、视网膜前膜、后囊膜下白内障等(图 10-28,图 10-29)。患者应转诊进行 ERG、视野、SD-OCT 等检查以明确诊断,典

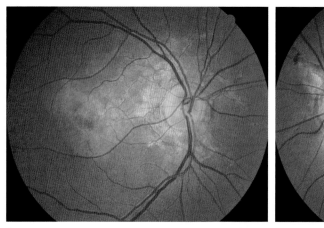
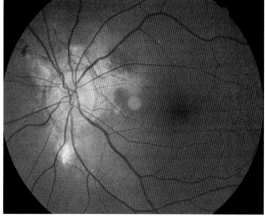

图 10-26 双眼视网膜血管样条纹症

女性,48 岁,视力:右眼 0.04,左眼 1.0,左图为右眼眼底像,右眼合并黄斑区 CNV,右图为左眼眼底像

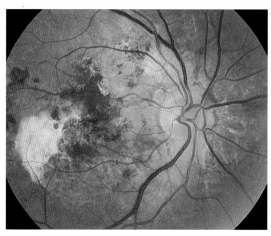
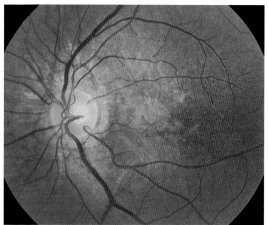

图 10-27 另一例双眼视网膜血管样条纹症

男性,64 岁,视力:右眼 0.04,左眼 0.06。双眼(左图为右眼,右图为左眼)均合并黄斑区 CNV,右眼黄斑区瘢痕形成

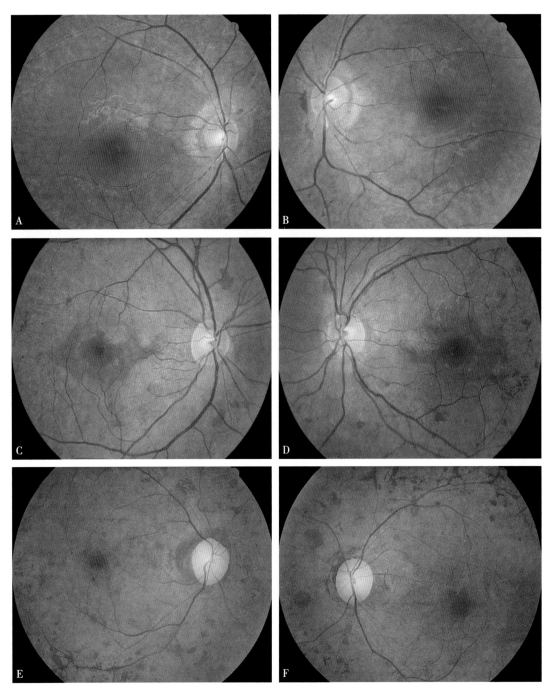

图 10-28　3 例视网膜色素变性患者的眼底像
A、B. 男性,48 岁;C、D. 男性,55 岁;E、F. 女性,56 岁

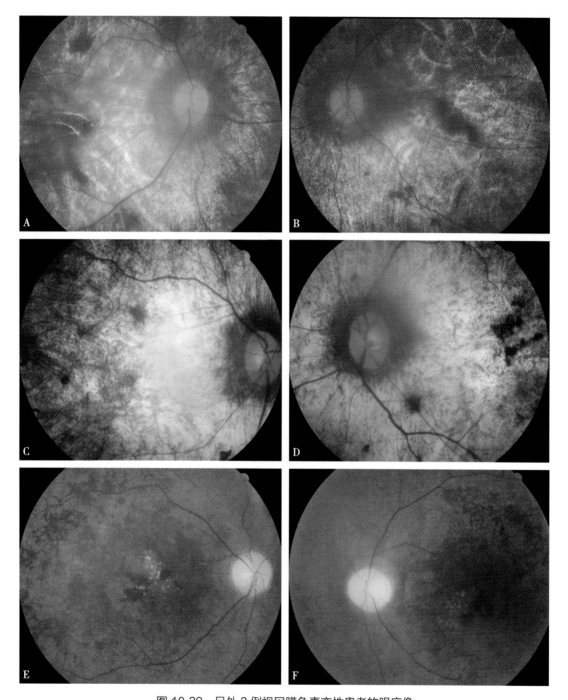

图 10-29　另外 3 例视网膜色素变性患者的眼底像

A、B. 男性,51 岁,双眼合并白内障;C、D. 女性,40 岁,左眼合并白内障;E、F. 男性,31 岁,左眼合并白内障

型患者早期暗适应 ERG 异常,晚期明适应 ERG 也异常,严重者呈熄灭型。本病无特殊疗法,但需随访检查。

七、结晶样视网膜变性

Bietti 结晶样视网膜变性在眼底像上后极部视网膜散布较多不规则的黄色结晶样反光点(图 10-30)。部分患者在角膜缘部基质浅层可见结晶样反光点,可合并黄斑水肿。应与白点状视网膜变性鉴别(图 10-31)。

八、牛眼样黄斑病变

需要根据病史(年龄、症状、视力下降家族史、全身用药史)及眼科检查与辅助检查(矫正视力、色觉、FFA、ERG、视野、SD-OCT 等)来进行诊断与鉴别诊断,因此远程眼科筛查时发现

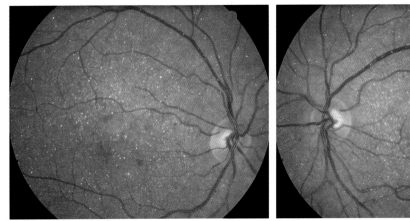

图 10-30 男性,37 岁,双眼 Bietti 结晶样视网膜变性眼底像

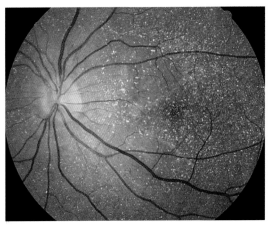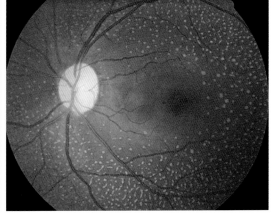

图 10-31 Bietti 结晶样视网膜变性与白点状视网膜变性的区别

左图为女性,28 岁,左眼 Bietti 结晶样视网膜变性,后极部视网膜可见亮黄色结晶样沉着物;右图为女性,40 岁,白点状视网膜变性,后极部视网膜散在边界清楚的白点状病变

牛眼样黄斑病变,应进行转诊,进一步检查以便明确诊断。常见的牛眼样黄斑病变主要包括:

(一) 视锥细胞营养不良

双眼慢性进行性视力下降,通常年龄 <30 岁,色觉异常,畏光症状。散瞳眼底照相检查早期眼底正常,晚期黄斑区呈牛眼样外观,或后极部视网膜色素上皮和脉络膜呈地图样萎缩。SD-OCT 检查:黄斑区视网膜外层变薄。ERG 检查:视锥细胞功能异常(明适应 ERG 及 30Hz 反应异常)。

(二) Stargardt 病

双眼视力下降,年龄多 <50 岁,常染色体隐性遗传多于常染色体显性遗传,与脂褐素异常累积有关。早期视力下降程度与眼底表现不符,散瞳眼底照相检查,早期除黄斑区视网膜色素上皮着色较深外,眼底正常;以后黄斑区可见黄色或黄白色斑点(图 10-35),可连在一起形成鱼尾样外观;再后,由于萎缩的色素上皮层将正常的色素上皮层围在中央,形成牛眼样外观,金箔样外观,有色素团或明显的地图样萎缩。多数病例出现黄斑区外或中周部视网膜的色素上皮层萎缩,而周边视野正常。发病初期 ERG、FFA 检查正常,脉络膜正常。

(三) 氯喹或羟氯喹性黄斑病变

羟氯喹(hydroxychloroquine)目前主要用于治疗系统性红斑狼疮、类风湿性关节炎及一些炎症性疾病、皮肤病等。用药时间:>5 年;羟基氯喹累计剂量 >1000g,氯喹累计剂量 >460g;每日剂量:羟氯喹 >400mg(身材矮小者 >6.5mg/kg),氯喹 >250mg(身材矮小者 >3.0mg/kg)属于患病危险因素。有氯喹或羟氯喹服药史,无家族史,无眼球震颤。早期可出现黄斑区 RPE 改变,晚期出现牛眼样外观和色觉减弱。Humphrey 视野计 10-2 程序表现为旁中心暗点,先于眼底异常。眼底照相只用于记录本病,尤其是基线记录,筛查的敏感性低,牛眼样黄斑病变是晚期改变。

(四) 中心性晕轮状脉络膜营养不良

黄斑区视网膜色素上皮地图样萎缩,明适应 ERG 正常。

几例牛眼样黄斑病变的眼底像见图 10-32~ 图 10-38。

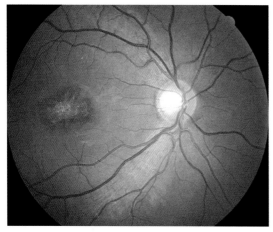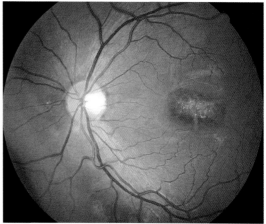

图 10-32　双眼牛眼样黄斑病变
男性,35 岁,矫正视力右眼 0.3,左眼 0.25

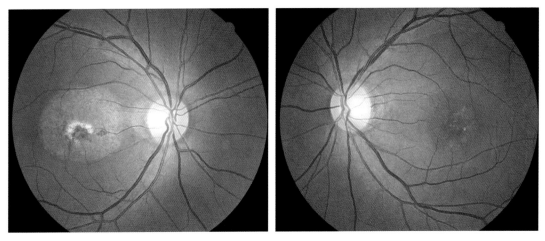

图 10-33 双眼牛眼样黄斑病变

男性,47 岁,矫正视力双眼均 0.2

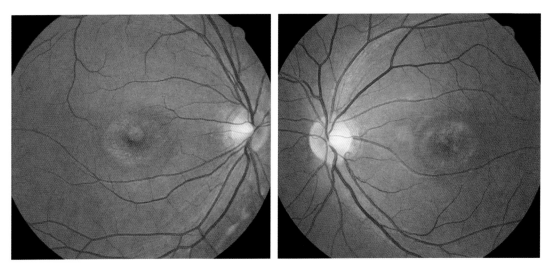

图 10-34 双眼牛眼样黄斑病变

男性,31 岁,视力双眼均 0.3

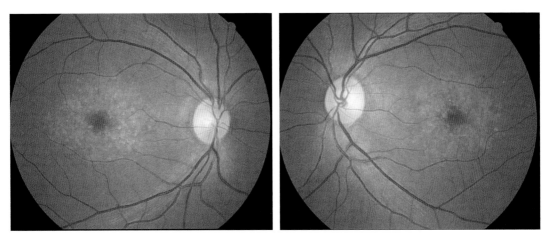

图 10-35 双眼牛眼样黄斑病变

女性,47 岁,视力双眼均 0.1

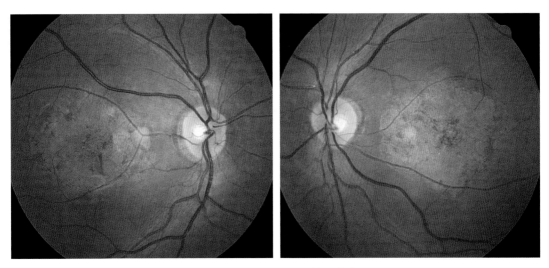

图 10-36 双眼牛眼样黄斑病变

女性,24 岁,视力双眼均 0.08

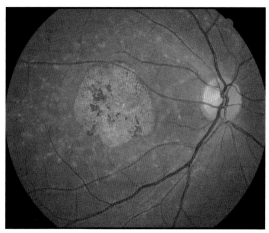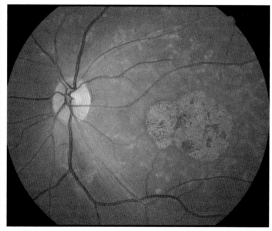

图 10-37　双眼牛眼样黄斑病变

女性,47 岁,视力双眼均 0.3

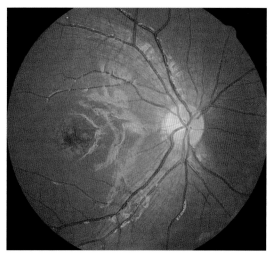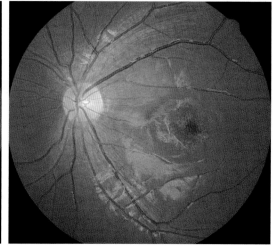

图 10-38　双眼牛眼样黄斑病变

男性,11 岁,视力双眼均 0.2

九、眼球钝挫伤致视网膜脉络膜损伤

(一)眼球钝挫伤致脉络膜破裂

眼底像表现:典型者位于后极部及视盘周围、呈弧形、凹面对向视盘的视网膜下出血(图10-39,图10-40),可单发或多发。出血吸收后,显露出黄白色瘢痕。

(二)眼球钝挫伤视网膜震荡(commotio retinae)及视网膜挫伤

眼球挫伤后,受打击部位传送的冲击波损伤外层视网膜,视网膜色素上皮屏障功能受损,细胞外水肿,使视网膜混浊。

视力下降(可降至0.1以下),眼底像表现:在眼底后极部(主要是黄斑区)出现一过性视网膜水肿,视网膜变白(图10-39,图10-40)。3~4周后水肿消退,视力恢复较好者,属于视网膜震荡;视力明显减退者,属于视网膜挫伤(后极部存在明显的光感受器损伤、视网膜外层变性坏死),后者可伴有视网膜及视网膜下出血(图10-41),恢复后遗留黄斑部色素紊乱。

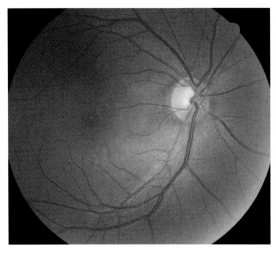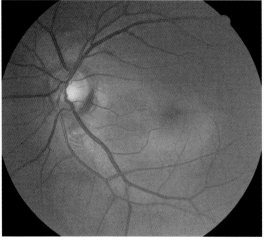

图 10-39　左眼钝伤性脉络膜破裂及视网膜震荡

男性,28岁,左眼外伤2天,视力0.3。左眼(右图)边缘处新月形出血,黄斑区灰白色水肿,左图为右眼眼底像作为对照

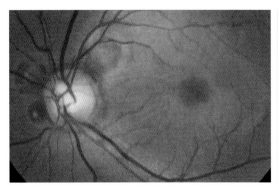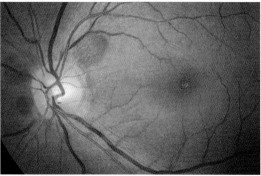

图 10-40　左眼视网膜脉络膜挫伤

男性,48岁,左眼钝伤1天(左图)及8天后复查(右图),复查时视盘周围3处视网膜下出血以及黄斑水肿减轻

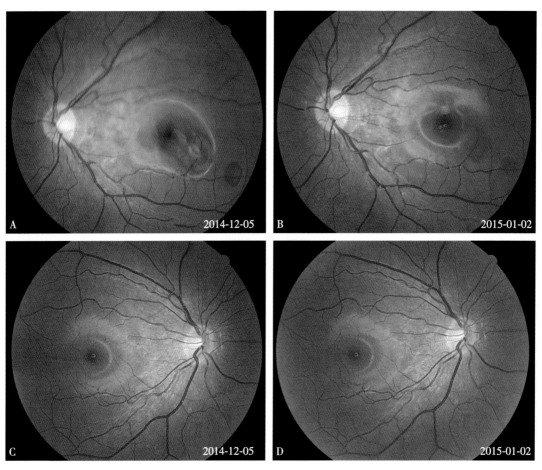

图 10-41 左眼视网膜挫伤

男性,14 岁,左眼被桌角磕伤 2 天,视力:0.3。左眼眼底见黄斑区及附近视网膜下出血(A),1 个月后复查,
眼底出血基本吸收(B),视力:0.5。右眼眼底正常(C、D)

第十一章

视神经疾病的远程筛查

第一节 视盘水肿性疾病的远程筛查

远程眼科筛查时,眼底像上经常遇到单眼视盘边界不清与双眼视盘边界不清的情况,对此应根据病史与检查情况,仔细地进行鉴别诊断,通常由于基层医疗单位条件有限,许多情况下需要转诊进一步诊治。

一、视盘炎(视乳头炎)

患者年龄较轻,发病急,视力减退严重,伴有眼球转动疼痛。眼底像表现为视盘水肿明显,伴或不伴视盘周围火焰状出血,可伴有视网膜渗出(图 11-1,图 11-2)。视野有中心暗点及周围视野向心性缩小。无巨细胞动脉炎体征,可自愈。

二、前部缺血性视神经病变

非动脉炎性者典型患者年龄为 40~60 岁,动脉炎所致者年龄多大于 50 岁。

视力表现为单眼或双眼先后发生突然视力下降,动脉炎性者视力多在 0.1 以下。

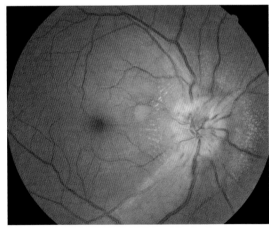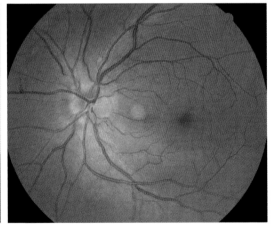

图 11-1 右眼视盘炎

男,34 岁,视力:右眼 0.08,左眼 1.0,左图为右眼眼底像,右图为左眼眼底像作为对照

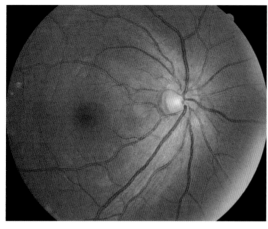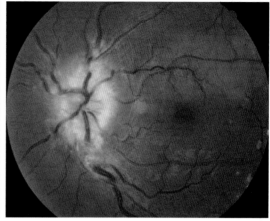

图 11-2 左眼视盘炎

男,30 岁,视力:右眼 1.0,左眼 0.1,右图为左眼眼底像,左图为右眼眼底像作为对照

眼底像表现为:视盘边界模糊,局部或全部视盘水肿,视盘颜色淡白,视盘盘缘线状或火焰状出血,或有棉绒斑,视盘血管细,视盘水肿消退后呈萎缩征象。黄斑区正常(图 11-3,图 11-4)。

视野改变为其特征性表现,呈与生理盲点相连的象限性缺损或以水平分界的上或下半视野缺损(下方更常见),动脉炎性者多为全视野缺损。

患侧瞳孔存在相对性传入性瞳孔障碍,动脉炎性可有严重而持续的头痛,眼球运动时无疼痛。

FFA:视盘充盈不均匀,视盘水肿处局限充盈不良。晚期视盘强荧光。后部缺血者无异常改变。

彩色超声多普勒:睫状后短动脉收缩期峰值和舒张末期血流速度下降。

非动脉炎性者颞动脉活检可见肉芽肿性炎症改变;影像检查探查大动脉炎性改变;化验可见血沉升高、C 反应蛋白高、纤维蛋白原升高、血小板增多。

三、视盘血管炎

(一) 视盘血管炎 1 型(视盘水肿型)

又称视盘睫状动脉炎,通常为一良性过程,可自愈。眼底和 FFA 表现为类似颅内压增高的视盘水肿。眼前有暗影或视物不清,视力轻度下降。眼底像视盘充血、水肿,视盘附近视网膜出血、渗出,静脉迂曲(图 11-5)。FFA 检查为视盘充盈正常或迟缓,晚期有渗漏,视网膜循环时间显示动脉血管充盈正常。视野检查生理盲点扩大。VEP 检查 P100 潜伏期正常,但振幅低。CT 及 MRI 检查排除脑部肿瘤或病变。

(二) 视盘血管炎 2 型(静脉阻塞型)

多为青壮年,无高血压、糖尿病等全身疾病史,视力≥0.5,糖皮质激素治疗敏感,无需激光治疗,预后较好。眼底像:与 CRVO 相似,但较轻。患眼视盘充血,边界不清,视网膜静脉迂曲怒张,散在斑片状视网膜出血(图 11-6,图 11-7)。FFA 检查未见毛细血管无灌注区。应注意与 CRVO 鉴别:CRVO 多见于中老年,多伴有高血压、动脉硬化、糖尿病等全身病史,视

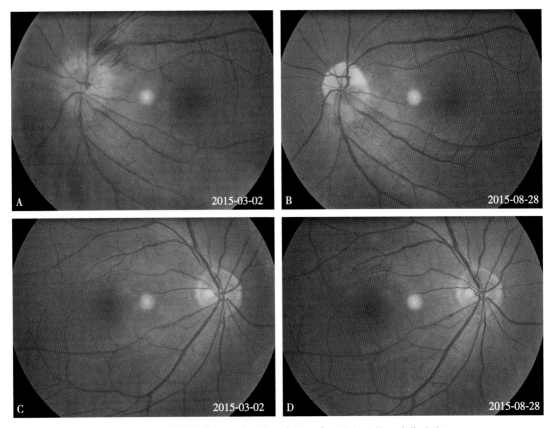

图 11-3 前部缺血性视神经病变(AION)患者复查的眼底像改变

男性,45 岁,2015-03-02 主诉左眼视物模糊 5 天,视力:1.0/0.7。右眼底无明显异常(C)。左眼视盘边界不清,上方视盘轻水肿,颞上盘沿外血管旁小片出血(A)。考虑左眼视盘水肿原因 AION 可能性大,阅片建议查视野及 VEP。2015-08-28 复查,视力:1.0/0.4。左眼视盘上半苍白,视神经不全萎缩(B),右眼底无明显异常(D)

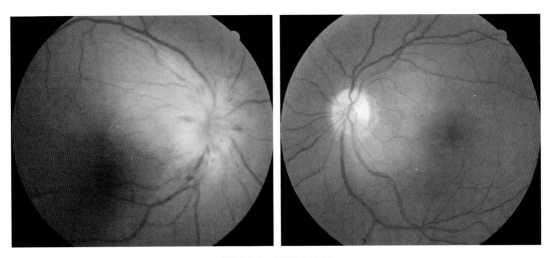

图 11-4 双眼 AION

右眼视力下降 7 天,左眼 6 个月前类似病史,糖尿病病史 2 年,左图为右眼眼底像,右图为左眼眼底像

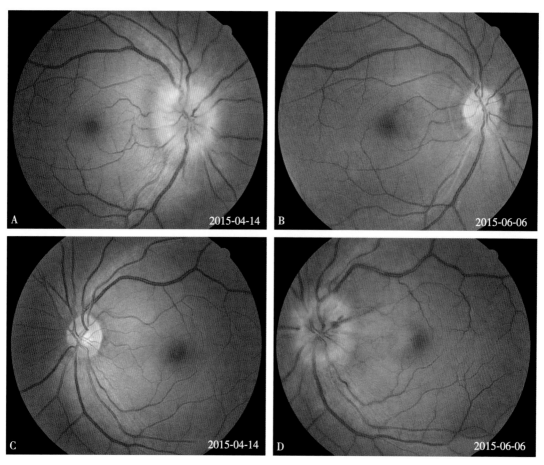

图 11-5　双眼视盘血管炎 1 型

男性,47 岁,2 个月内双眼(A、B 为右眼,C、D 为左眼)先后出现视盘水肿

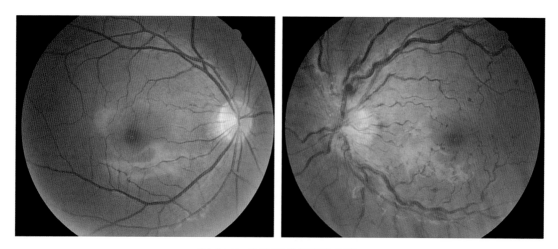

图 11-6　左眼视盘血管炎 2 型

女性,21 岁,左眼视物模糊 1 周到基层医院就诊,视力:右眼 1.0,左眼 0.8,右图为左眼眼底像,左图为右眼眼底像作为对照

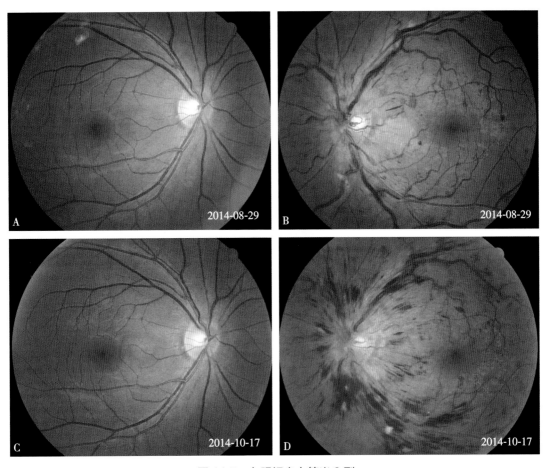

图 11-7 左眼视盘血管炎 2 型

男性,41 岁。左眼视物模糊 1 天到基层医院就诊,双眼视力均 1.0,双眼眼底像见 A、B。2 个月后复查,左眼 (D)眼底出血加重,但因黄斑无水肿,视力仍为 1.0,右眼眼底无明显异常(C)

力下降明显,多数视力 <0.1,甚至数指或眼前手动,糖皮质激素治疗无效,预后差,FFA 多可见毛细血管无灌注区,病史长者可见新生血管形成。

四、视乳头水肿

颅内占位病变或高颅压引起的视盘肿胀。

眼底像:双眼患病,早期视盘肿胀可能不对称,视盘肿胀、充血,边界模糊,视盘隆起多大于 3D。视盘或视盘盘周视网膜出血,常为火焰状。静脉迂曲扩张,视力正常(视力下降程度与水肿程度不平行)(图 11-8)。慢性视盘水肿发展至视神经萎缩时,出血及棉絮状渗出消散,视盘盘周神经胶质增生和视盘盘周血管狭窄,可有视盘血管睫状静脉吻合支。

视野检查生理盲点扩大。伴其他高颅压的表现,如头痛、恶心、呕吐等神经系统症状及体征。头颅 CT 或 MRI 检查可证实病变部位等。瞳孔大小、对光反应及色觉正常。眼球转动时无疼痛,无玻璃体内细胞,无静脉搏动。

该病应请神经内科或神经外科治疗。远程眼科筛查后应及时转诊处理。

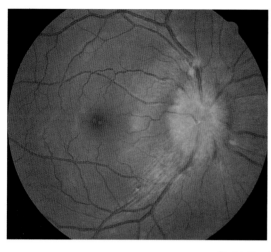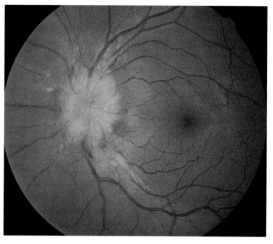

图 11-8 视乳头水肿

男性,44 岁,双眼视乳头水肿,视力双眼均 1.0

五、重度高血压性视网膜病变

双眼视盘水肿,火焰状视网膜出血和棉绒斑(参见本书第四章)。

六、眼眶肿瘤压迫视神经

单眼,眼球突出或眼球运动受限明显。眼底像可见视盘水肿,但无玻璃体细胞。

七、Leber 遗传性视神经病变

常发生于 15~30 岁男性。可有家族史。一眼视力迅速下降,另眼在数天至数月内视力也下降。眼底像上可见视盘轻度充血水肿,经数周发展为视神经萎缩;视盘周围小血管扩张(图 11-9,图 11-10)。视野检查表现为中心或旁中心暗点,可扩大至周边。FFA 检查并无荧光素渗漏,色觉障碍,VEP 及 mtDNA 检测有利于诊断。

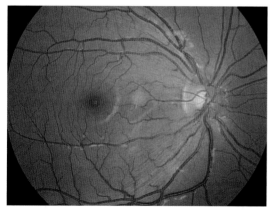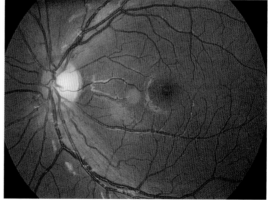

图 11-9 Leber 遗传性视神经病变(LHON)

男性,16 岁,左眼视力下降 4 个月,视力:右眼 0.9,左眼指数 /60cm。双眼视盘边界清,右眼(左图)色红,左眼(右图)视盘颞侧苍白及乳斑束神经纤维层薄变

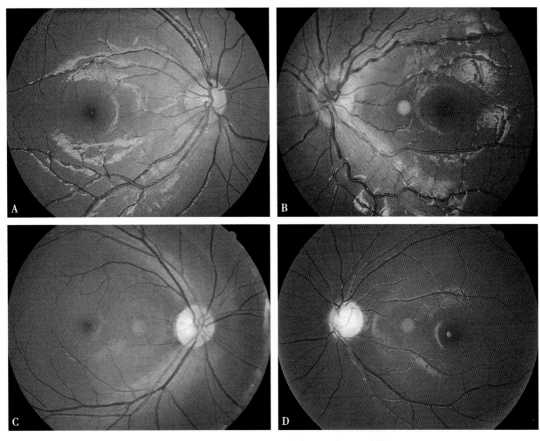

图 11-10　典型 LHON 患者不同阶段眼底像

A~D 为 4 例不同患者从早期到晚期的眼底像 A. 早期患者眼底正常；B. 视盘充血，视网膜神经纤维层肿胀，视网膜血管迂曲；C. 视盘颞侧色淡，相应处视网膜神经纤维层缺损；D. 视盘界清，全视盘颜色苍白，视网膜神经纤维层缺损

八、Foster-Kennedy 综合征

眼底像表现为一眼视盘水肿，另一眼视神经萎缩。为萎缩侧额叶下方占位性病变，常伴颅内高压。水肿侧视野呈生理盲点扩大，萎缩侧有中心暗点。

第二节　视盘其他疾病的远程筛查

一、牵牛花综合征

表现为单眼视力自幼严重低下。眼底像上呈视盘面积明显扩大，可达 4~6 个 PD。视盘周边部呈粉红色，中央有漏斗状凹陷，凹陷底部为白色不透明物质充填，如花蕊样，遮蔽深部血管。可有二十余支粗细不等的血管自充填物边缘穿出，呈放射状分布，动静脉难以分清。视盘周围有一宽大的黄白色或灰黑色环状隆起，其内常有色素斑块。外周为与之呈同心圆的脉络膜视网膜萎缩区。可累及黄斑（图 11-11~ 图 11-14）。

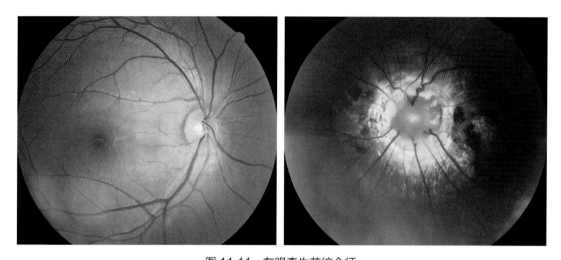

图 11-11 左眼牵牛花综合征

男性,33 岁,自幼视力差,视力右眼 1.0,左眼 0.02。右图为左眼眼底像,左图为右眼眼底像,右眼眼底正常

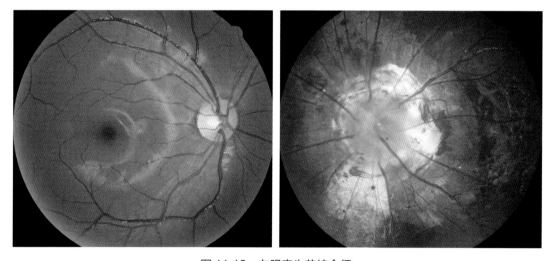

图 11-12 左眼牵牛花综合征

女性,12 岁,自幼视力差,视力右眼 1.0,左眼 0.04。右图为左眼眼底像,左图为右眼眼底像,右眼眼底正常

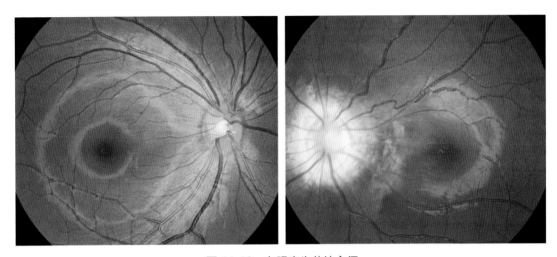

图 11-13　左眼牵牛花综合征

女性,11 岁,偶然发现左眼视力差,视力右眼 0.8,左眼 0.3。右图为左眼眼底像,左图为右眼眼底像,右眼眼底正常

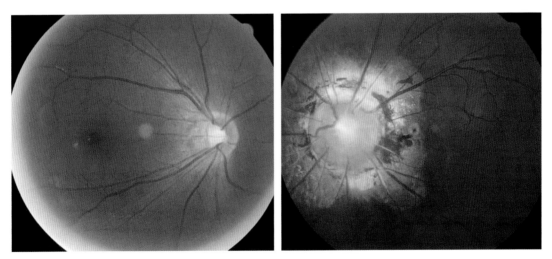

图 11-14　左眼牵牛花综合征

女性,25 岁,视力右眼 1.0,左眼 0.1。右图为左眼眼底像,左图为右眼眼底像作为对照

应与视神经先天异常性疾病如先天性大视盘、先天性视盘大凹陷、假性视盘水肿、视盘水肿、视盘玻璃膜疣及视盘小凹等相鉴别。

二、先天性视盘发育不全

眼底像表现为视盘较正常为小,为 1/3~1/2 大小,有时呈灰色,可为一黄色外晕所包绕,即视网膜色素上皮越过巩膜筛板外缘形成双环征(图 11-15,图 11-16)。

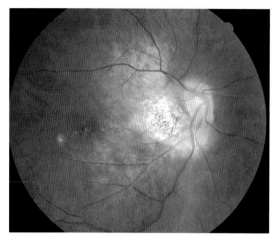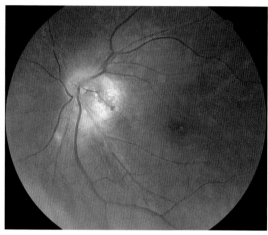

图 11-15　左眼视盘发育不全合并双眼高度近视

女性,56 岁,双眼裸眼视力均 0.01,发现高血压 1 年余。右图为左眼眼底像,左图为右眼眼底像

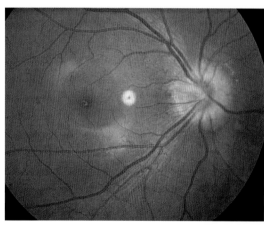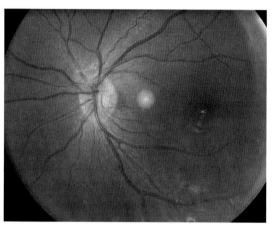

图 11-16　右眼视盘发育不全

女性,52 岁,视力,右眼 0.1,左眼 1.0。左图为右眼眼底像,右图为左眼眼底像作为对照

三、视盘黑色素细胞瘤

眼底像见视盘上隆起的灰色至乌黑色病变,常侵犯邻近的视网膜神经纤维层,可有明显的纤维增生样边缘。以视盘颞侧或颞下侧较多,占视盘面积的一半以下,亦有累及整个视盘与其相邻接处的视网膜,肿瘤大小一般在 1PD 左右,隆起度约在 1mm(3.00D)。在肿瘤附近玻璃体内,有时可见散在的黑色素颗粒(图 11-17)。彩色多普勒成像检查瘤体内无血流信号;FFA 检查瘤体在造影过程中无明显渗漏;视野检查大致正常。

视盘黑色素细胞瘤病程多为良性经过,发展缓慢,定期眼底照相复查即可。

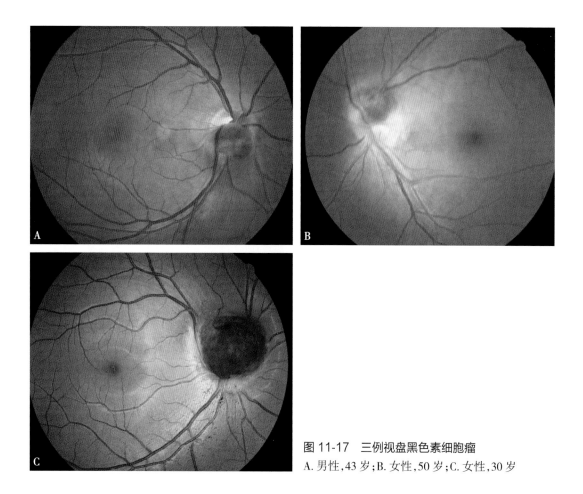

图 11-17 三例视盘黑色素细胞瘤
A. 男性,43 岁;B. 女性,50 岁;C. 女性,30 岁

第十二章

青少年屈光不正与病理性近视的远程筛查

第一节　青少年屈光不正

屈光不正包括近视、远视、散光。青少年屈光不正多数会随着近距离用眼负荷过重等环境因素以及遗传因素的影响，并随着年龄增长而呈现进展性变化。

近视眼眼底像上视盘周围近视弧（盘周视网膜脉络膜萎缩弧，多首先出现在视盘颞侧）的变化可反映近视眼的进展程度，因此近视眼防控干预研究时用眼底像记录眼底改变是很好的客观检查方法。除验光、眼轴测量等检查外，眼底像基线检查记录并每年追踪随访非常重要（图 12-1，图 12-2）。

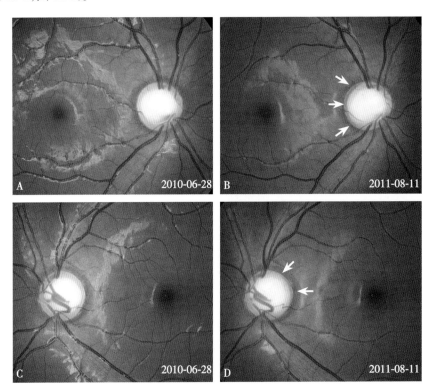

图 12-1　少年近视眼 1 年的进展

男性，9 岁，2010 年裸眼视力 0.4/0.4，散瞳验光双眼均 -1.00DS，双眼眼底像见 A、C；2011 年裸眼视力 0.2/0.2，散瞳验光双眼均 -2.50DS，双眼眼底像见 B、D。注意右侧图片白箭处视盘颞侧弧形斑的出现

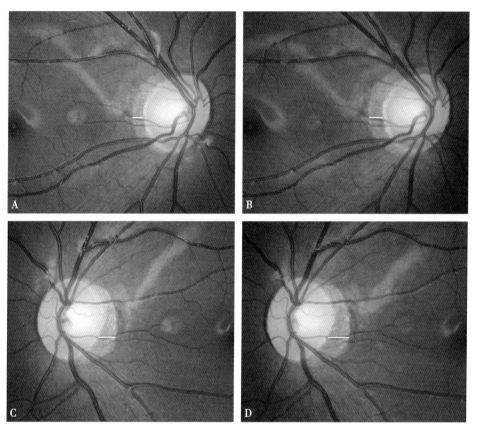

图 12-2　另一例少年近视眼 1 年的进展

女性,10 岁,2010 年 9 月眼底见 A、C,2011 年 11 月眼底见 B、D(注意白色线段长度的变化,代表了视盘颞侧弧形斑宽度的变化)。2011 年 11 月散瞳验光:OD:−6.00+0.75×90=1.0;OS:−6.00+0.75×85=1.0

　　远视眼尤其是较高度数的远视眼患者由于眼轴短,眼底视盘通常较小且颜色较红,眼底色调暗红,视网膜血管走行直,静脉增粗等。随着年龄增长一些人可合并有闭角型青光眼,如早期未得到治疗视神经可发生青光眼性损害(图 12-3~ 图 12-5),因此对远视眼患者同样也需要进行眼底照相筛查。

　　高度数的散光眼眼底像可能在某子午线上不甚清晰,或者在同等照相条件下高度数散光眼的眼底像较模糊(图 12-6)。

　　屈光参差患者的双眼眼底像在眼底豹纹程度、盘周萎缩弧大小等方面存在着较大的差异,屈光度较大的眼这些改变更重(图 12-7)。

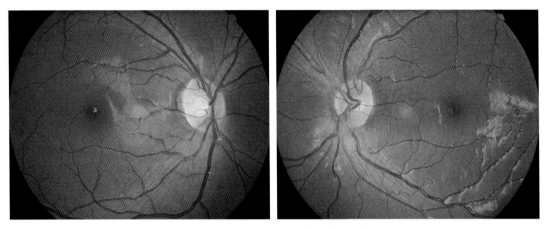

图 12-3　单眼远视及弱视患者的眼底像

女性，18 岁，视力 1.5/0.2，散瞳验光：右眼平光；左眼 +3.00+1.50×65=0.3。左眼视盘（右图）较右眼（左图）略小，边界轻度模糊、色红

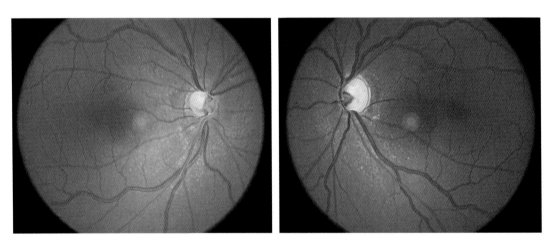

图 12-4　高度远视眼的眼底像

男性，21 岁，双眼高度远视（均 +13D）合并闭角型青光眼，双眼视杯扩大，右眼（左图）颞上方盘沿窄，左眼（右图）各个象限盘沿均明显变窄及弥漫性 RNFLD

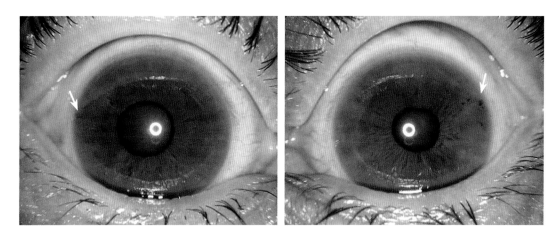

图 12-5　高度远视眼底照相机外眼像

女性,34 岁,双眼左图为右眼,右图为左眼高度远视合并闭角型青光眼,白箭示意激光周边虹膜切开处

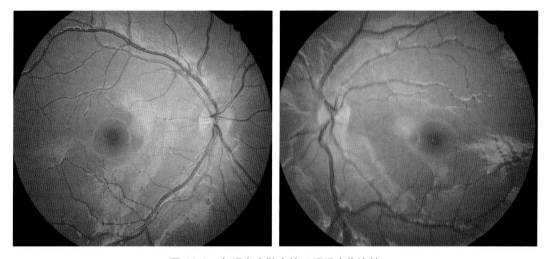

图 12-6　左眼高度散光的双眼眼底像比较

女性,9 岁,复方托吡卡胺散瞳验光:右眼:+0.25+1.25×80=1.0,左眼:-1.50+6.50×90=0.4。左眼眼底像(右图)
较右眼(左图)明显模糊

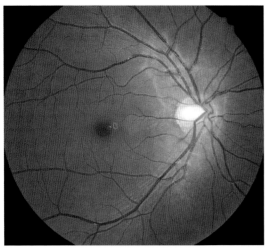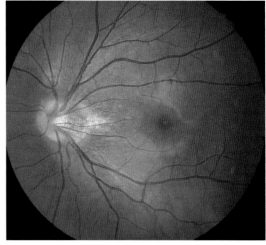

图 12-7　屈光参差患者的眼底图

男性,19 岁,显然验光:OD:-2.75DS;OS:-7.00DS。双眼眼底呈豹纹状(右眼见左图,左眼见右图),左眼视盘小,倾斜,鼻侧边齐模糊视杯斜入,盘周萎缩斑及豹纹程度较右眼更明显

第二节　病理性近视

　　病理性近视眼眼底像上特点明显,不难阅片诊断。眼底呈豹纹状,可出现视盘颞侧色淡,盘周近视弧,视盘斜入,黄斑区色素紊乱,黄斑区视网膜下出血,Fuchs 斑,后巩膜葡萄肿,局限性视网膜脉络膜萎缩灶,脉络膜硬化,视网膜下黄色漆裂纹等。可合并黄斑区脉络膜新生血管形成(CNV)、视网膜劈裂、孔源性视网膜脱离、原发性开角型青光眼、并发性白内障等(图 12-8,图 12-9)。病理性近视患者除了眼底像检查外,还建议其进行验光、OCT、眼压检查,散瞳详查眼底周边部,必要时行眼 B 超检查。

　　建议远程眼科阅片诊断时采用基于单张眼底照相的近视性黄斑病变国际分级分类系统(2015):

　　分类 0:无近视性视网膜退行性改变

　　分类 1:豹纹状眼底(图 12-10,图 12-11)

　　分类 2:弥漫性视网膜脉络膜萎缩(图 12-12)

　　分类 3:斑片状视网膜脉络膜萎缩(图 12-13)

　　分类 4:黄斑区萎缩(图 12-14)

　　额外损害:①漆裂纹(图 12-15);②近视性脉络膜新生血管形成(CNV)(图 12-16);③Fuchs 斑(图 12-17)

　　后巩膜葡萄肿(图 12-18,图 12-19)

　　近视性黄斑病变分为 5 类,三种额外损害可见于分类 1~4 的各类中,后巩膜葡萄肿可单独描述。近视性黄斑病变分类中一些概念:

　　(1) 豹纹状眼底:指在中心凹周围及后极部血管弓周围可清晰地观察到边界明确的脉络膜血管。

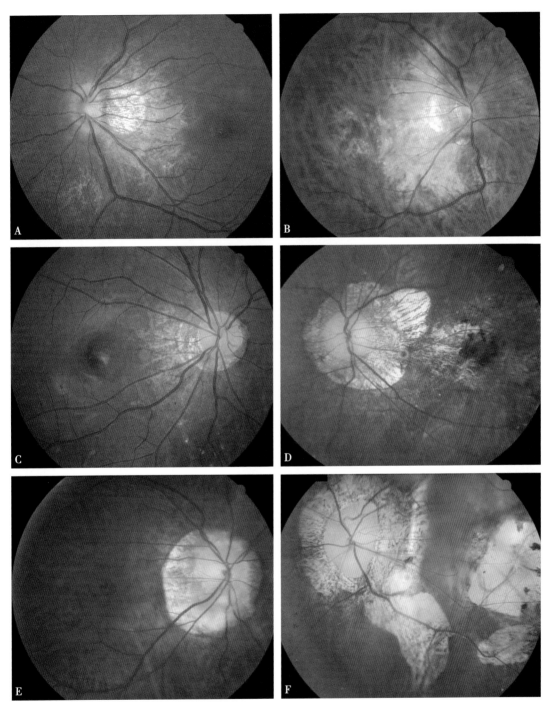

图 12-8　病理性近视的各种眼底改变

A. 男性,50 岁,视盘颞侧大的视网膜脉络膜萎缩斑;B. 女性,40 岁,后极部视网膜脉络膜萎缩斑,黄斑区漆裂纹样改变;C. 女性,30 岁,高度近视合并黄斑区脉络膜新生血管形成;D. 男性,37 岁,视盘周围大的视网膜脉络膜萎缩斑,黄斑区萎缩及 Fuchs 斑;E. 男性,49 岁,高度近视合并黄斑裂孔;F. 女性,49 岁,高度近视合并后极部斑片状视网膜脉络膜萎缩及部分视网膜脱离

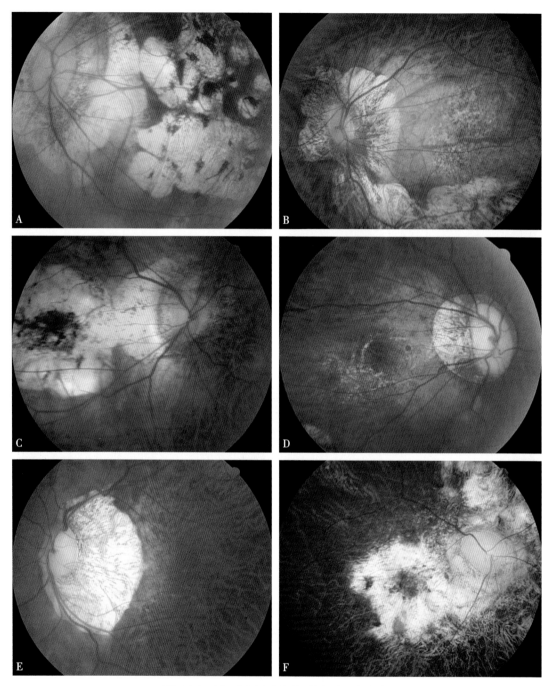

图 12-9　另一组病理性近视的各种眼底改变

A. 女性,45 岁,高度近视合并后极部斑片状视网膜脉络膜萎缩,波及黄斑;B. 女性,62 岁,高度近视合并后极部弥漫性视网膜脉络膜萎缩,下方后巩膜葡萄肿;C. 女性,61 岁,黄斑区萎缩、Fuchs 斑、后巩膜葡萄肿;D. 男性,43 岁,后极部漆裂纹样改变;E. 女性,63 岁,高度近视合并青光眼,视盘颞侧大的视网膜脉络膜萎缩斑;F. 男性,55 岁,高度近视合并青光眼,后极部弥漫性视网膜脉络膜萎缩、Fuchs 斑、后巩膜葡萄肿

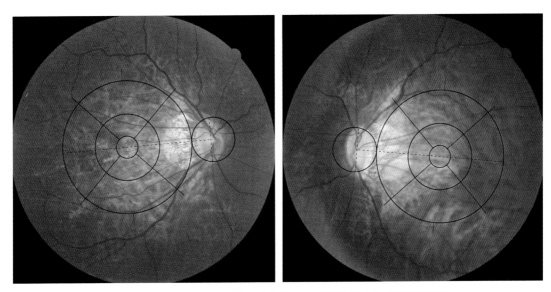

图 12-10　为确定近视性黄斑病变范围而制作的眼底像黄斑分区网环

网环的内环、中环、外环的直径分别为 1000μm、3000μm、6000μm。当黄斑区存在明显萎缩时,可造成中心凹定位困难以及难以位置准确地放置网环,左图为右眼,右图为左眼

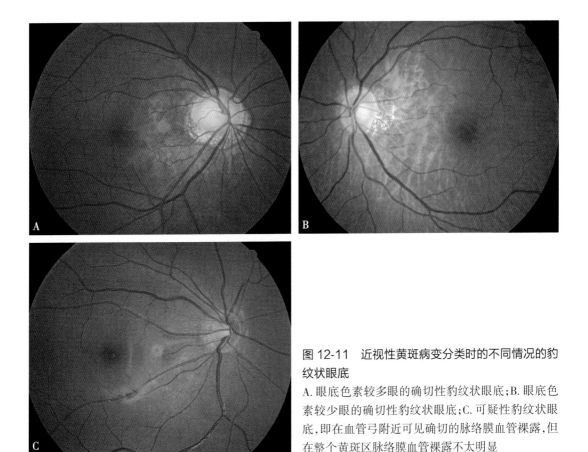

图 12-11　近视性黄斑病变分类时的不同情况的豹纹状眼底

A. 眼底色素较多眼的确切性豹纹状眼底;B. 眼底色素较少眼的确切性豹纹状眼底;C. 可疑性豹纹状眼底,即在血管弓附近可见确切的脉络膜血管裸露,但在整个黄斑区脉络膜血管裸露不太明显

193

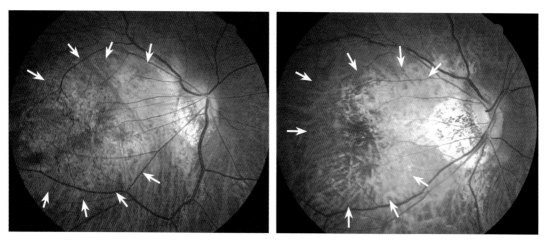

图 12-12　近视性黄斑病变分类时的弥漫性视网膜脉络膜萎缩

白箭示不同患者右眼视网膜脉络膜萎缩的范围

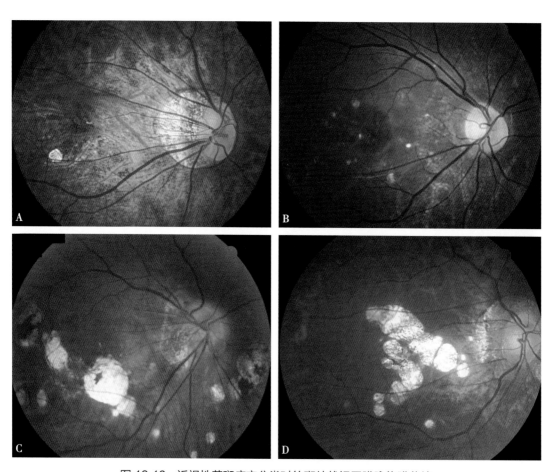

图 12-13　近视性黄斑病变分类时的斑片状视网膜脉络膜萎缩

A、B. 斑片状萎缩的面积均小于 1 个视盘面积;C、D. 斑片状萎缩的面积约 4 个视盘面积,C 伴不全黄斑区萎缩,D 伴黄斑区萎缩

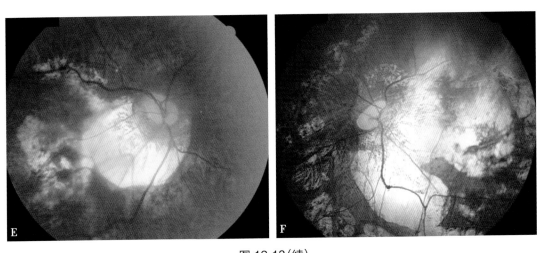

图 12-13（续）

E. 斑片状萎缩的面积约 6 个视盘面积,伴黄斑区萎缩;F. 斑片状萎缩超过 9 个视盘面积,伴黄斑区萎缩

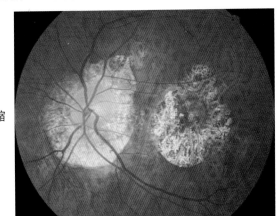

图 12-14　近视性黄斑病变之黄斑区萎缩

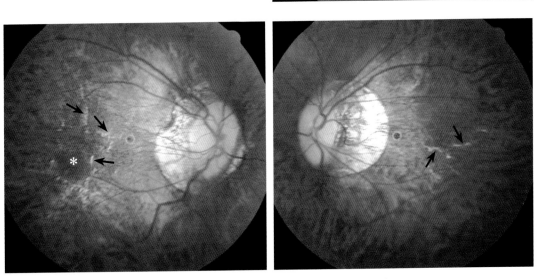

图 12-15　近视性黄斑病变分类时的漆裂纹改变

黑箭示不同长度的漆裂纹;白色星号示黄斑区新的漆裂纹形成导致的单纯视网膜深层出血。左图为右眼,右图为左眼

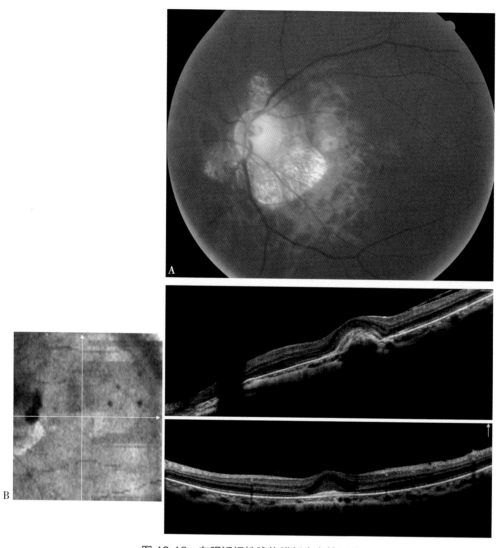

图 12-16 左眼近视性脉络膜新生血管形成

A. 近视性黄斑病变分类时的黄斑区活动性脉络膜新生血管形成（CNV）（局部不规则灰黄色病灶）；
B. 该患者 OCT 检查示黄斑区视网膜色素上皮下局部高密度反射影（CNV）

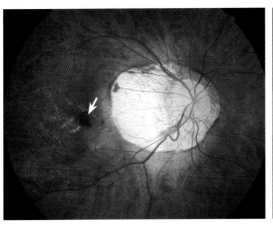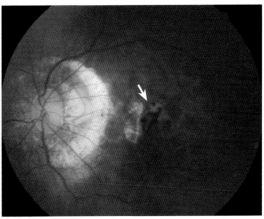

图 12-17　近视性黄斑病变分类时的 Fuchs 斑（白箭所示）

左图还可见漆裂纹改变，右图还可见局部萎缩性改变

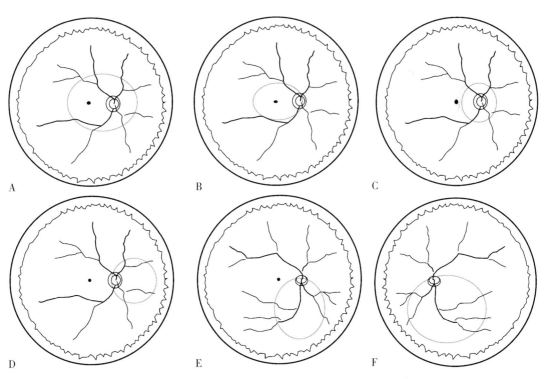

图 12-18　病理性近视患者的后巩膜葡萄肿各种亚型示意图

图中的蓝色虚线范围为葡萄肿区域。A. 宽的黄斑型葡萄肿（Curtin Ⅰ型）；B. 窄的黄斑型葡萄肿（Curtin Ⅱ型）；C. 视盘周围型葡萄肿（Curtin Ⅲ型）；D. 鼻侧型葡萄肿（Curtin Ⅳ型）；E. 下方但未涉及黄斑型葡萄肿（Curtin Ⅴ型）；F. 下方且涉及黄斑型葡萄肿（Curtin Ⅴ型）

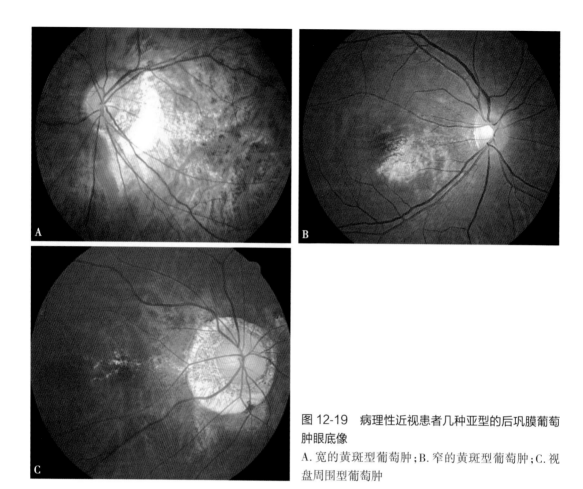

图 12-19 病理性近视患者几种亚型的后巩膜葡萄肿眼底像

A. 宽的黄斑型葡萄肿；B. 窄的黄斑型葡萄肿；C. 视盘周围型葡萄肿

（2）弥漫性视网膜脉络膜萎缩：后极部呈现黄白色外观。常用视盘面积来估计其大小和范围。

（3）斑片状视网膜脉络膜萎缩：在黄斑区及视盘周围呈现边界明确的灰白色损害。

（4）黄斑区萎缩：在中心凹附近区域呈现边界明确的灰白色或白色的圆形脉络膜视网膜萎缩病灶。可出现在退行性 CNV 周围（Fuchs 斑）。

（5）漆裂纹：黄斑区的黄色线条状损害，常在脉络膜血管上方交叉通过，新出现的漆裂纹常伴有出血。

（6）CNV：在后极部伴有渗出、出血、浆液性视网膜脱离等改变的损害。

（7）Fuchs 斑：近视性 CNV 导致的含色素的灰白色瘢痕，不伴有渗出，常伴有色素沉着。

（8）后巩膜葡萄肿：眼球后极部巩膜的局部膨出，其半径小于周围眼球壁的周围曲率。包括：①黄斑涉及：宽的（Curtin I 型）；窄的（Curtin II 型）；下方的（Curtin Vb 型）。②黄斑未涉及：视盘周围的（Curtin III 型）；鼻侧的（Curtin IV 型）；下方的（Curtin V 型）。③其他型：Curtin VI ~X型，Curtin I~X型中未包括的后巩膜葡萄肿涉及。

第十三章

外眼、眼表及部分眼前节疾病的远程筛查

　　利用眼底照相机进行外眼与眼前节照相,可对某些外眼、眼表及眼前节疾病尤其是以形态学改变为主的疾病进行远程筛查诊断,并为进一步视频会诊创造了有利条件。但其对需要辨别病变细微深度层次及感染性质(如区分不同性质的角膜炎)以及一些功能性改变为主(如睑板腺功能障碍、干眼症等)的疾病,其检测的价值有限。

　　下面列举了一些可通过眼底照相机外眼与眼前节照相来显示的外眼及眼前节疾病:

　　眼睑色素痣(图 13-1)

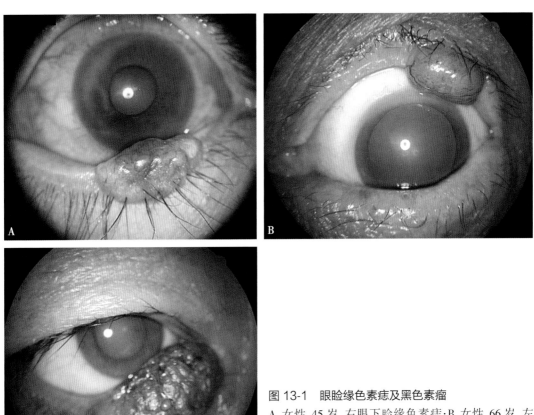

图 13-1　眼睑缘色素痣及黑色素瘤
A. 女性,45 岁,右眼下睑缘色素痣;B. 女性,66 岁,左眼上睑缘色素痣;C. 男性,40 岁,右眼下睑黑色素瘤,此例需要眼肿瘤与整形专业会诊

眼睑裂伤术后(图 13-2)
结膜外伤术后(图 13-3)
自发性球结膜下出血(图 13-4)

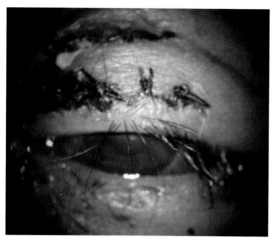

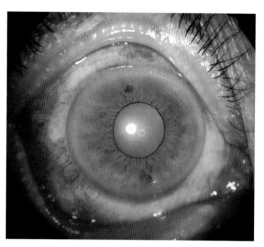

图 13-2 上眼睑裂伤缝合术后 2 天
男性,21 岁。可见部分眼睑皮肤缝线及伤口表面血痂,同时有球结膜下出血。眼前节应另行裂隙灯显微镜检查及眼底照相检查

图 13-3 男性,51 岁,右眼颞侧球结膜裂伤缝合术后 1 天的外眼像

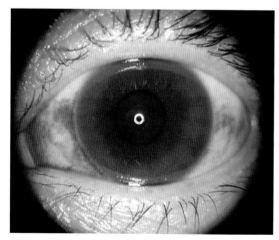

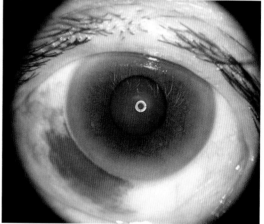

图 13-4 自发性球结膜下出血
左图为女性,40 岁;右图为男性,54 岁。2 例均可见鼻下方球结膜下片状出血

结膜色素痣(图 13-5)

翼状胬肉与睑裂斑(图 13-6,图 13-7)

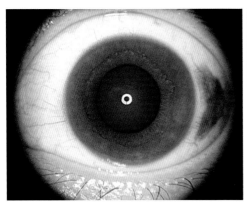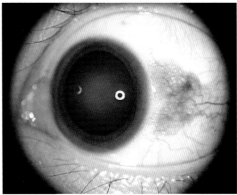

图 13-5　左眼球结膜色素痣

女性,18 岁,左图为眼球正位照相,右图为眼球内转后照相

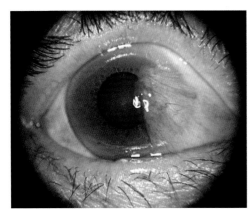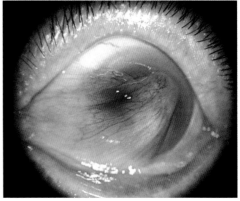

图 13-6　双眼翼状胬肉

男性,59 岁,左眼(右图)活动性翼状胬肉已经将角膜瞳孔区完全遮盖,已经严重影响视力,需要行翼状胬肉切除术治疗;右眼胬肉头端侵及角膜缘内 3mm(左图)

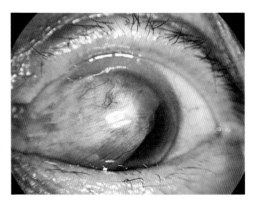

图 13-7　活动性翼状胬肉

女性,80 岁,左眼活动性翼状胬肉已经将角膜瞳孔区完全遮盖,已经严重影响视力,需要行翼状胬肉切除术治疗

角膜边缘变性（图 13-8）

角膜薄翳（图 13-9）

角膜白斑及穿透性角膜移植术后（图 13-10）

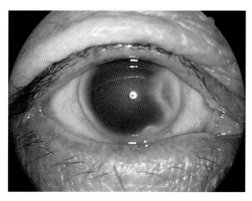
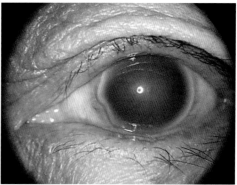

图 13-8　双眼角膜边缘变性

女，82 岁，双眼 Terrien 角膜边缘变性。左图为右眼，右图为左眼

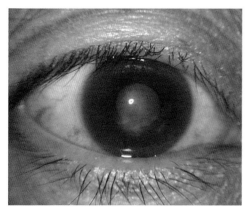
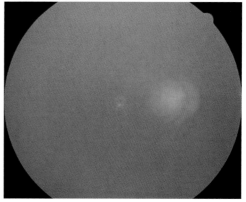

图 13-9　右眼角膜薄翳

女性，57 岁，左图为外眼像，右图为其眼底图，如缺少外眼像，此例患者易于误诊为白内障所致的眼底像模糊

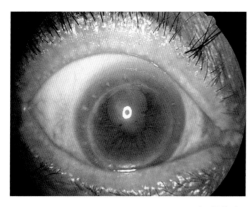
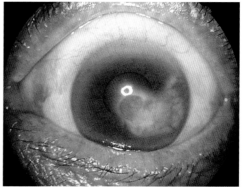

图 13-10　角膜白斑及穿透性角膜移植术后

男性，66 岁，右眼（左图）穿透性角膜移植术后，左眼（右图）角膜白斑

外伤后角膜白斑(图 13-11)

粘连性角膜白斑(图 13-12)

角膜新生血管翳(图 13-13,图 13-14)

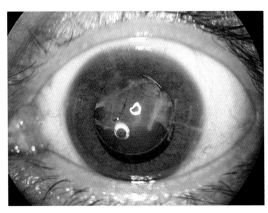

图 13-11 外伤性角膜白斑

男性,26 岁,角膜穿透伤及外伤性白内障术后 IOL 眼

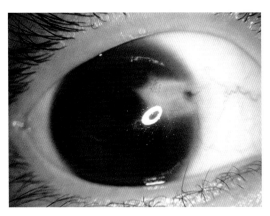

图 13-12 粘连性角膜白斑

女性,30 岁,右眼幼年时外伤后粘连性角膜白斑合并瞳孔变形

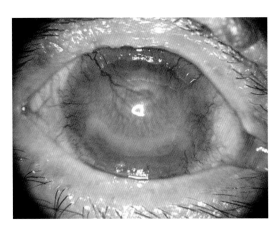

图 13-13 角膜新生血管翳

女性,70 岁,右眼角膜白斑与血管翳

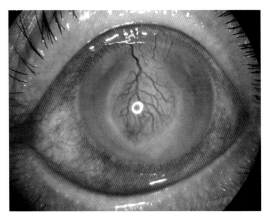

图 13-14 另一例角膜新生血管翳

男性,52 岁,左眼角膜炎后角膜斑翳合并粗大新生血管

角膜表面金属异物及铁锈环(图 13-15)

角膜后沉着物(KP)(图 13-16)

角膜炎(图 13-17,图 13-18)

颗粒状角膜营养不良(图 13-19)

虹膜炎及虹膜后粘连、瞳孔闭锁(图 13-20~ 图 13-23)

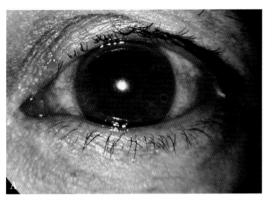

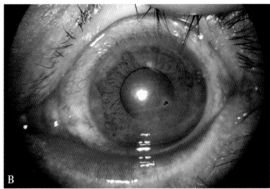

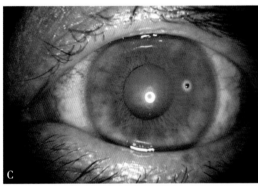

图 13-15　角膜表面金属异物

A. 男性,45 岁,左眼颞侧铁锈环;B. 男性,45 岁,左眼瞳孔区角膜表面铁屑异物合并角膜炎;C. 男性,42 岁,左眼颞侧角膜表面铁屑异物合并角膜浸润

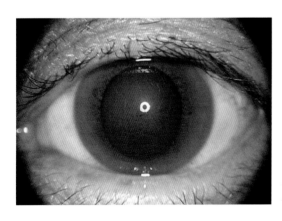

图 13-16　角膜后沉着物

男性,54 岁,带状疱疹继发虹膜睫状体炎后角膜羊脂样 KP 及药物降眼压后角膜后弹力层皱褶

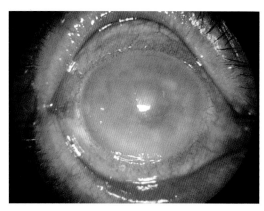

图 13-17　右眼角膜炎

男性,66 岁,睫状充血,角膜弥漫性水肿与浸润。此例患者需要紧急视频会诊或转诊进行面对面诊疗

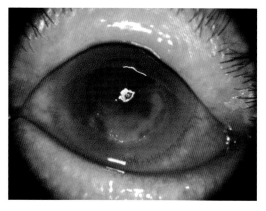

图 13-18　可疑真菌性角膜炎患者的外眼像

男性,62 岁,左眼被树叶划伤 15 天。可见颞下方角膜不均匀的浸润病灶,睫状充血。此例患者需要转诊进行病原学检查以便进一步诊治

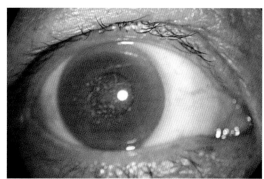
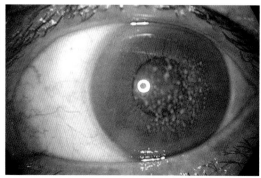

图 13-19　双眼颗粒状角膜营养不良

女性,51 岁,双眼角膜中央较多集中分布的、大小不等的灰白色斑点状沉积物,左图为右眼,右图为左眼

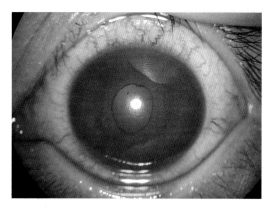

图 13-20　急性虹膜睫状体炎的外眼像

女性,23 岁,左眼急性虹膜睫状体炎 2 天,睫状充血,部分虹膜后粘连

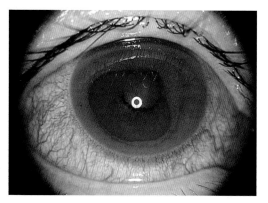

图 13-21　另一例急性虹膜睫状体炎患者的外眼像

男性,51 岁,右眼红痛 3 天,点复方托吡卡胺散瞳后外眼照相。可见睫状充血,鼻上方瞳孔不能散开(虹膜后粘连),瞳孔下方可散开,晶状体表面可见环状色素沉着

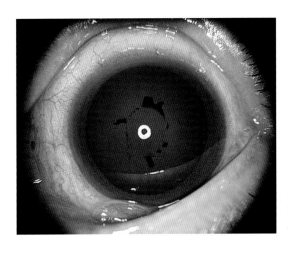

图 13-22 虹膜炎致晶状体表面色素沉着
女性,61岁,急性虹膜睫状体炎瞳孔药物散大后晶状体表面色素沉着

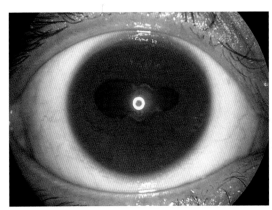 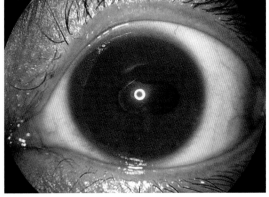

图 13-23 虹膜炎致虹膜后粘连及瞳孔部分闭锁
男性,19岁,双眼虹膜睫状体炎,虹膜后粘连与瞳孔部分闭锁,散瞳后外观,左图为右眼,右图为左眼

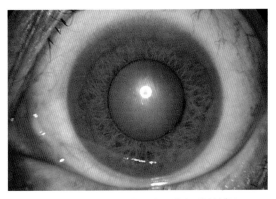

周边虹膜前粘连(图 13-24)
虹膜颜色的改变(图 13-25)
外伤后虹膜根部离断(图 13-26)
外伤后前房积血(图 13-27)

图 13-24 慢性虹膜炎致周边虹膜前粘连
男性,45岁,左眼360°周边虹膜前粘连(PAS),虹膜异色,继发性闭角型青光眼

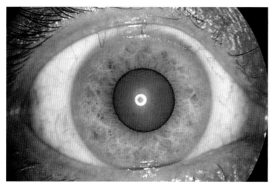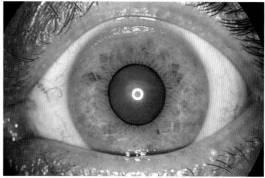

图 13-25　虹膜颜色的改变

男性,42 岁,维吾尔族人,外眼像显示双眼虹膜的色素情况(左图为右眼,右图为左眼)

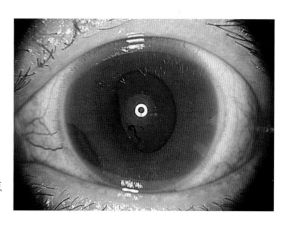

图 13-26　虹膜根部离断的外眼像

男性,29 岁,左眼眼球钝伤后虹膜根部离断(7~9 点钟位),外伤性瞳孔散大,瞳孔呈 D 形

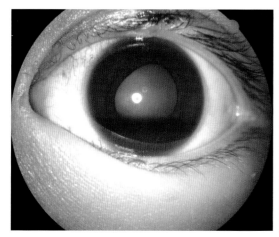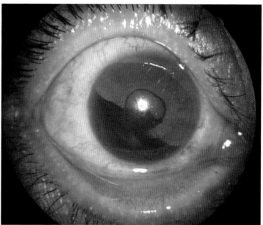

图 13-27　外伤性前房积血的外眼像

左图为男性,9 岁,左眼钝伤后下方前房积血 3mm 及瞳孔散大、瞳孔缘不齐;右图为女性,40 岁,右眼眼球钝伤后 5~9 点钟位前房积血块

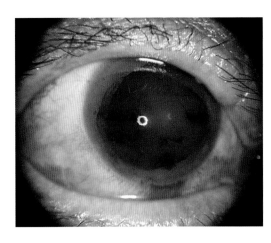

外伤后玻璃体疝(图 13-28)

先天性瞳孔与虹膜异常(如永存瞳孔膜、先天性虹膜缺损、虹膜角膜内皮综合征、Axenfeld-Rieger 综合征等)(图 13-29)

晶状体不全脱位(图 13-30,图 13-31)

图 13-28　右眼球钝伤后玻璃体疝入前房

男性,45 岁,右眼球钝伤后瞳孔散在,玻璃体疝、前房积血沉积于玻璃体表面而呈不规则红色斑片及继发性青光眼

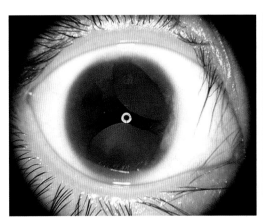
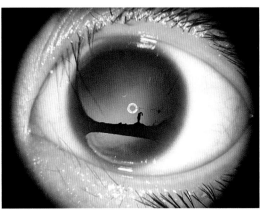

图 13-29　双眼 Axenfeld-Rieger 综合征的外眼像

女性,7 岁,双眼(左图为右眼,右图为左眼)虹膜显著萎缩伴裂洞形成、瞳孔移位、色素上皮层外翻,右眼部分虹膜周边前粘连

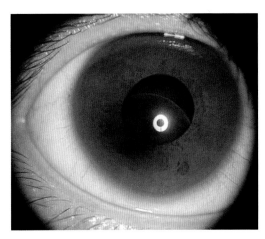
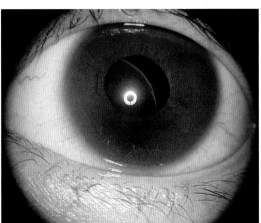

图 13-30　晶状体不全脱位患者的外眼像

女性,16 岁,Marfan 综合征,视力:右眼 0.1,左眼 0.2。右眼(左图)晶状体向下方脱位,左眼(右图)向鼻侧脱位,双眼瞳孔区均可见晶状体的部分赤道部

各种形态的晶状体混浊(图 13-32~ 图 13-34)

后房型与前房型人工晶状体(IOL)眼(图 13-35,图 13-36)

眼内镜患者(图 13-37)

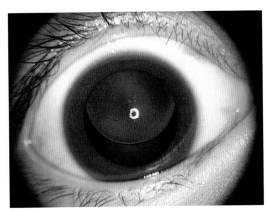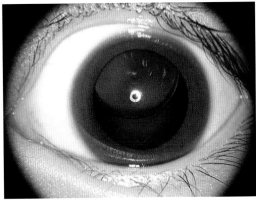

图 13-31　另一例晶状体不全脱位患者散瞳后的外眼像

男性,4 岁,双眼晶状体向上方脱位,可见晶状体的下方赤道部,左图为右眼,右图为左眼

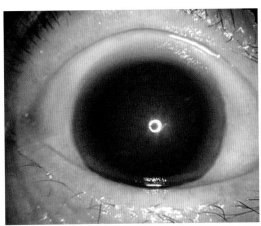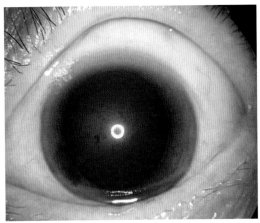

图 13-32　晶状体赤道部花冠状混浊

女性,72 岁,外眼像显示双眼晶状体赤道部花冠状混浊

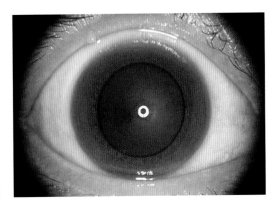

图 13-33　晶状体后囊下混浊

男性,46 岁,外眼像显示右眼晶状体后囊下混浊

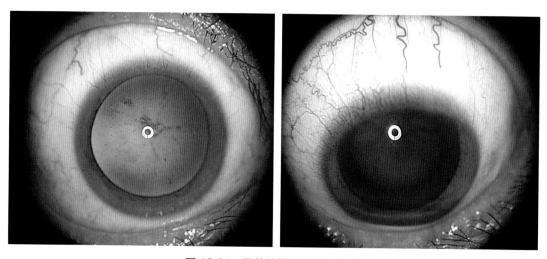

图 13-34　晶状体核及后囊下混浊

男性,25 岁,外眼像显示病理性近视并发性白内障,晶状体核及后囊混浊,左图为右眼,右图为左眼

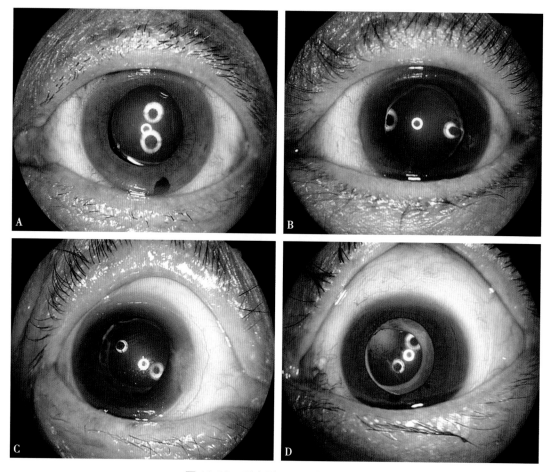

图 13-35　后房型 IOL 眼的外眼像

除了照相机的对焦光环外,在其周围还存在 2 个较大的 IOL 反射光环。5 例患者均散瞳后进行照相,可见晶状体前囊膜撕除轮廓的各种情况。A. 女性,52 岁;B. 女性,63 岁;C. 女性,76 岁;D. 男性,25 岁

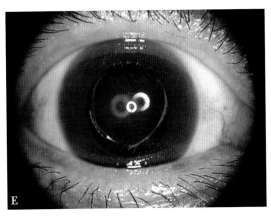
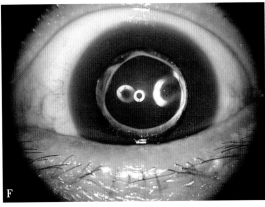

图 13-35（续）　后房型 IOL 眼的外眼像

E、F 为女性，59 岁（双眼）

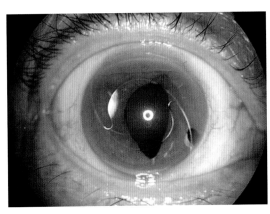
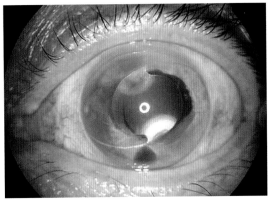

图 13-36　前房型 IOL 眼的外眼像

男性，63 岁，外眼像显示的双眼前房型 IOL，左图为右眼，右图为左眼

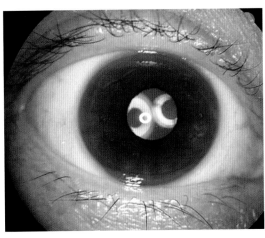
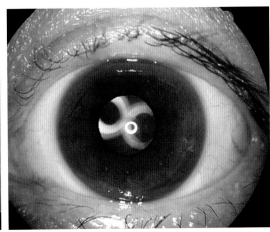

图 13-37　有晶体眼 IOL 植入术后眼的外眼像

女性，47 岁，眼内镜（有晶状体眼 IOL 植入术后）患者的双眼外眼像，与 IOL 眼的外眼像表现相似，也存在三个光环，左图为右眼，右图为左眼

附录1

基层医务人员及患者对远程眼科的认知与满意度调查问卷

一、基层医务人员对远程眼科的认知和评价调查

调查日期：　　　年　　月　　日

编号：

（一）基本信息

所在基地医院全称：_____

基地医院等级：1) □三级　　□二级　　□一级　　2) □甲等　　□乙等　　□丙等

　　　　　　　3) □西医医院　　□中医医院

性别：　　　　A. 男　　　　　　　　B. 女

年龄：_____（周岁）

专业方向：　A. 眼科　　　　B. 五官科　　　　C. 内科　　　　D. 其他_____

受教育程度：A. 初中及以下　B. 中专/高中　　C. 大专/本科　　D. 硕士及其以上

岗位性质：　A. 医师　　　　B. 技术人员　　　C. 护士　　　　D. 管理、工勤

　　　　　　E. 其他_____

职称：　　　A. 正高级职称　B. 副高级职称　　C. 中级职称　　D. 初级职称

　　　　　　E. 其他_____

职务：　　　A. 普通职工　　B. 主任/副主任　C. 护士长　　　D. 科长

　　　　　　E. 处长　　　　F. 其他_____

从事远程眼科工作的时间：_____年___月(不满1年请填写月份数)

请选择您接受的远程眼科的培训方式(多选)

　　A. 赴会诊中心培训　　　　　　　　B. 网络培训

　　C. 医务人员之间相互指导　　　　　D. 自学

远程眼科工作在日常工作量中所占的比例：

　　A. 20%以下　　　　　　　　　　　B. 20%~49%

　　C. 50%~79%　　　　　　　　　　　D. 80%以上

从事远程眼科工作是否有额外收入：A. 是　　B. 否(如填否,请至第二部分继续)

该收入在您月收入中所占的比例：

　　A. 20%以下　　　　　　　　　　　B. 20%~49%

　　C. 50%~79%　　　　　　　　　　　D. 80%以上

该收入的计算方式是：
  A. 按例计算：____元 / 例   B. 固定比例：____%
  C. 固定收入：____元 / 月   D. 不知道如何计算

（二）医务人员对远程眼科认知状况调查

1. 对远程眼科的优势进行评分（最低 1 分，最高 5 分）

远程眼科的优势	1	2	3	4	5
1）为患者节省来京的路费、住宿费、伙食费					
2）减少患者找眼科专家的时间					
3）在医师之间、医患之间信息共享，网络保存不易丢失					
4）提升基地医院眼科的综合能力					
5）提升基地医师知名度					
6）提高基地医师对常见病的诊治能力					
7）增加基地医师的额外收入					

2. 对远程眼科的劣势进行评分（最低 1 分，最高 5 分为最严重的缺陷）

远程眼科的劣势	1	2	3	4	5
1）前期设备投入，耗费人财力					
2）远程眼科诊断标准尚未完善					
3）信息安全保护机制不健全					
4）程序复杂，系统不完善，操作不便					

3. 对远程眼科实施中的困难进行评分（1 分为最容易，5 分为最困难）

远程眼科实施中的问题	1	2	3	4	5
1）国家相关管理体制与法律法规不健全					
2）会诊中心协调、沟通、管理有待提高					
3）专业技术培训不完善					
4）患者的后续治疗服务空缺					
5）基地医院配套的管理制度不健全					
6）基地医院激励分配制度不健全					
7）基地医院负责领导不够重视					
8）基地医院医务人员认识不到位					
9）患者认识不到位					

4. 对远程眼科的看法(多选):

　　A. 一定程度缓解患者"看病难、看病贵"问题

　　B. 没有或加重患者看病负担,不能解决患者"看病难、看病贵"问题

　　C. 会诊医院对基地医院起到一定技术辐射、帮扶作用,共赢发展

　　D. 会诊医院自身发展,未带动基地医院发展

　　E. 基地医院医务人员的个人诊治能力有一定的提升

　　F. 对基地医院医务人员个人诊治能力没有帮助

　　G. 基地医院医务人员的个人收入有一定的增长

　　H. 对基地医院医务人员个人收入没有帮助

　　I. 基地医院医务人员门诊量增加,但可以在工作8小时内完成

　　J. 影响基地医院医务人员正常门诊时间,牺牲了个人休息时间

　　K. 医师之间、医患之间的医疗信息资源共享,安全有效

　　L. 患者隐私信息的保密性和安全性问题堪忧

二、基层医务人员使用远程眼科会诊系统的调查问卷

所在基地医院全称:＿＿＿＿＿＿＿＿＿＿＿

性别:　　　　A. 男　　　　　　　B. 女

出生年月:＿＿＿＿年＿＿月

专业方向:　A. 眼科　　　　B. 五官科　　　　C. 内科　　　　D. 其他＿＿＿＿＿＿＿

受教育程度:A. 初中及以下　B. 中专/高中　　C. 大专/本科　　D. 硕士及其以上

岗位性质:　A. 医师　　　　B. 技术人员　　　C. 护士　　　　D. 管理、工勤
　　　　　　E. 其他＿＿＿＿＿＿＿

工作年限:　A. 5年及以下　B. 6~10年　　　C.11~15年　　　D.16~20年
　　　　　　E. 20年以上

职称:　　　A. 正高级职称　B. 副高级职称　C. 中级职称　　D. 初级职称
　　　　　　E. 其他＿＿＿＿＿＿＿

职务:　　　A. 普通职工　　B. 主任/副主任　C. 护士长　　　D. 科长
　　　　　　E. 处长　　　　F. 其他＿＿＿＿＿＿＿

1. 您是否知道贵院与×××医院合作通过远程眼科会诊系统传输眼科患者病例?

　　A. 知道　　　　　　　　　B. 不知道

　　C. 不清楚(若选择B或C,问卷至此结束)

2. 您是否使用过远程眼科会诊系统?

　　A. 用过　　　　　　　　　B. 没用过(若选择B,请直接答5题)

3. 您在什么情况下使用远程眼科会诊系统?

　　A. 为所有门诊患者推荐使用

　　B. 为有需求的患者推荐使用

　　C. 患者本人要求才使用

4. 您通过远程眼科会诊系统向×××医院会诊中心传输过多少例患者?

　　粗略计算平均＿＿＿例/月

5. 以下哪些原因使您不使用远程眼科会诊系统,请按影响程度由大到小排序(最多选 5 个答案):

A. 使用该系统不能解决患者眼病问题

B. 患者本身不认可同仁远程眼科

C. 会诊中心回复时间周期较长,不能及时解决问题

D. 远程眼科会诊系统操作复杂,不好用

E. 传输网络不给力,工作效率低

F. 医院领导支持力度欠缺

G. 日常眼科工作已非常繁杂,没有多余精力使用

H. 对个人业务能力的提高没有好处

I. 对个人工作晋升方面没有好处

J. 没有任何远程眼科收入

K. 其他_____

三、患者对远程视频会诊的满意度调查问卷设计

(一) 患者态度的等级

1. 非常不同意；　　2. 不同意；　　3. 有点不同意；　　4. 不能确定；

5. 有点同意；　　　6. 同意；　　　7. 非常同意。

(二) 患者满意度的内容设计

1. 远程会诊通讯条件与感知沟通效果

   在远程会诊中,我可比较容易地向专家说明病情；

   远程会诊的通讯条件能够使我与专家快速沟通；

   远程会诊的通讯条件能够使我与专家很好地相互理解对方。

2. 患者期望达成情况

   我接受的远程会诊服务比我想象得要好；

   远程会诊的服务水平比我想象得要好；

   总的来说,我对远程会诊服务的多数期望得到了实现。

3. 患者整体满意度

   我对此次远程会诊服务感到非常满意；

   这次会诊服务让我心满意足；

   我认为使用远程会诊服务是个明智的选择。

4. 患者忠诚度(口碑)

   如果我将来有其他眼病,将会继续采用远程会诊服务；

   我会向其他人推荐远程会诊服务。

5. 远程会诊与基层医院诊疗服务的比较

   和基层医院就诊比,远程会诊服务会更好一些。

四、患者对远程眼科服务的满意度调查问卷设计

(一) 患者对远程眼科的总体评价(是、否、不确定)

与传统面对面诊疗相比,远程眼科能否让我更快地获得眼保健服务

远程眼科为获得眼保健是否提供了更便捷的方式

对远程眼科的服务质量是否满意

在未来的眼保健中是否会选择远程眼科

是否担心个人隐私安全

能否接受缺乏与远方眼科医师面对面接触

(二) 对远程眼科服务的满意度(差、满意、优秀)

会诊地点的舒适度

服务的方便性

会诊时间的长短和及时性

眼保健人员的技术和态度

对提供信息(阅片或视频会诊)的解释)

获得专家反馈意见

对远程眼科服务的整体满意度

国务院办公厅关于推进分级诊疗
制度建设的指导意见

国办发〔2015〕70 号　发布日期：　　　2015 年 09 月 11 日

各省、自治区、直辖市人民政府，国务院各部委、各直属机构：

建立分级诊疗制度，是合理配置医疗资源、促进基本医疗卫生服务均等化的重要举措，是深化医药卫生体制改革、建立中国特色基本医疗卫生制度的重要内容，对于促进医药卫生事业长远健康发展、提高人民健康水平、保障和改善民生具有重要意义。为贯彻落实《中共中央关于全面深化改革若干重大问题的决定》和《中共中央国务院关于深化医药卫生体制改革的意见》精神，指导各地推进分级诊疗制度建设，经国务院同意，现提出如下意见。

一、总体要求

(一) 指导思想

全面贯彻党的十八大和十八届二中、三中、四中全会精神，认真落实党中央、国务院决策部署，立足我国经济社会和医药卫生事业发展实际，遵循医学科学规律，按照以人为本、群众自愿、统筹城乡、创新机制的原则，以提高基层医疗服务能力为重点，以常见病、多发病、慢性病分级诊疗为突破口，完善服务网络、运行机制和激励机制，引导优质医疗资源下沉，形成科学合理就医秩序，逐步建立符合国情的分级诊疗制度，切实促进基本医疗卫生服务的公平可及。

(二) 目标任务

到 2017 年，分级诊疗政策体系逐步完善，医疗卫生机构分工协作机制基本形成，优质医疗资源有序有效下沉，以全科医生为重点的基层医疗卫生人才队伍建设得到加强，医疗资源利用效率和整体效益进一步提高，基层医疗卫生机构诊疗量占总诊疗量比例明显提升，就医秩序更加合理规范。

到 2020 年，分级诊疗服务能力全面提升，保障机制逐步健全，布局合理、规模适当、层级优化、职责明晰、功能完善、富有效率的医疗服务体系基本构建，基层首诊、双向转诊、急慢分治、上下联动的分级诊疗模式逐步形成，基本建立符合国情的分级诊疗制度。

——基层首诊。坚持群众自愿、政策引导，鼓励并逐步规范常见病、多发病患者首先到基层医疗卫生机构就诊，对于超出基层医疗卫生机构功能定位和服务能力的疾病，由基层医疗卫生机构为患者提供转诊服务。

——双向转诊。坚持科学就医、方便群众、提高效率，完善双向转诊程序，建立健全转诊指导目录,重点畅通慢性期、恢复期患者向下转诊渠道,逐步实现不同级别、不同类别医疗机构之间的有序转诊。

——急慢分治。明确和落实各级各类医疗机构急慢病诊疗服务功能,完善治疗—康复—长期护理服务链,为患者提供科学、适宜、连续性的诊疗服务。急危重症患者可以直接到二级以上医院就诊。

——上下联动。引导不同级别、不同类别医疗机构建立目标明确、权责清晰的分工协作机制,以促进优质医疗资源下沉为重点,推动医疗资源合理配置和纵向流动。

二、以强基层为重点完善分级诊疗服务体系

(一)明确各级各类医疗机构诊疗服务功能定位

城市三级医院主要提供急危重症和疑难复杂疾病的诊疗服务。城市三级中医医院充分利用中医药(含民族医药,下同)技术方法和现代科学技术,提供急危重症和疑难复杂疾病的中医诊疗服务和中医优势病种的中医门诊诊疗服务。城市二级医院主要接收三级医院转诊的急性病恢复期患者、术后恢复期患者及危重症稳定期患者。县级医院主要提供县域内常见病、多发病诊疗,以及急危重症患者抢救和疑难复杂疾病向上转诊服务。基层医疗卫生机构和康复医院、护理院等(以下统称慢性病医疗机构)为诊断明确、病情稳定的慢性病患者、康复期患者、老年病患者、晚期肿瘤患者等提供治疗、康复、护理服务。

(二)加强基层医疗卫生人才队伍建设

通过基层在岗医师转岗培训、全科医生定向培养、提升基层在岗医师学历层次等方式,多渠道培养全科医生,逐步向全科医生规范化培养过渡,实现城乡每万名居民有2—3名合格的全科医生。加强全科医生规范化培养基地建设和管理,规范培养内容和方法,提高全科医生的基本医疗和公共卫生服务能力,发挥全科医生的居民健康"守门人"作用。建立全科医生激励机制,在绩效工资分配、岗位设置、教育培训等方面向全科医生倾斜。加强康复治疗师、护理人员等专业人员培养,满足人民群众多层次、多样化健康服务需求。

(三)大力提高基层医疗卫生服务能力

通过政府举办或购买服务等方式,科学布局基层医疗卫生机构,合理划分服务区域,加强标准化建设,实现城乡居民全覆盖。通过组建医疗联合体、对口支援、医师多点执业等方式,鼓励城市二级以上医院医师到基层医疗卫生机构多点执业,或者定期出诊、巡诊,提高基层服务能力。合理确定基层医疗卫生机构配备使用药品品种和数量,加强二级以上医院与基层医疗卫生机构用药衔接,满足患者需求。强化乡镇卫生院基本医疗服务功能,提升急诊抢救、二级以下常规手术、正常分娩、高危孕产妇筛查、儿科等医疗服务能力。大力推进社会办医,简化个体行医准入审批程序,鼓励符合条件的医师开办个体诊所,就地就近为基层群众服务。提升基层医疗卫生机构中医药服务能力和医疗康复服务能力,加强中医药特色诊疗区建设,推广中医药综合服务模式,充分发挥中医药在常见病、多发病和慢性病防治中的作用。在民族地区要充分发挥少数民族医药在服务各族群众中的特殊作用。

(四)全面提升县级公立医院综合能力

根据服务人口、疾病谱、诊疗需求等因素,合理确定县级公立医院数量和规模。按照"填平补齐"原则,加强县级公立医院临床专科建设,重点加强县域内常见病、多发病相关专业,以及传染病、精神病、急诊急救、重症医学、肾脏内科(血液透析)、妇产科、儿科、中医、康复等

临床专科建设,提升县级公立医院综合服务能力。在具备能力和保障安全的前提下,适当放开县级公立医院医疗技术临床应用限制。县级中医医院同时重点加强内科、外科、妇科、儿科、针灸、推拿、骨伤、肿瘤等中医特色专科和临床薄弱专科、医技科室建设,提高中医优势病种诊疗能力和综合服务能力。通过上述措施,将县域内就诊率提高到 90% 左右,基本实现大病不出县。

(五) 整合推进区域医疗资源共享

整合二级以上医院现有的检查检验、消毒供应中心等资源,向基层医疗卫生机构和慢性病医疗机构开放。探索设置独立的区域医学检验机构、病理诊断机构、医学影像检查机构、消毒供应机构和血液净化机构,实现区域资源共享。加强医疗质量控制,推进同级医疗机构间以及医疗机构与独立检查检验机构间检查检验结果互认。

(六) 加快推进医疗卫生信息化建设

加快全民健康保障信息化工程建设,建立区域性医疗卫生信息平台,实现电子健康档案和电子病历的连续记录以及不同级别、不同类别医疗机构之间的信息共享,确保转诊信息畅通。提升远程医疗服务能力,利用信息化手段促进医疗资源纵向流动,提高优质医疗资源可及性和医疗服务整体效率,鼓励二、三级医院向基层医疗卫生机构提供远程会诊、远程病理诊断、远程影像诊断、远程心电图诊断、远程培训等服务,鼓励有条件的地方探索“基层检查、上级诊断”的有效模式。促进跨地域、跨机构就诊信息共享。发展基于互联网的医疗卫生服务,充分发挥互联网、大数据等信息技术手段在分级诊疗中的作用。

三、建立健全分级诊疗保障机制

(一) 完善医疗资源合理配置机制

强化区域卫生规划和医疗机构设置规划在医疗资源配置方面的引导和约束作用。制定不同级别、不同类别医疗机构服务能力标准,通过行政管理、财政投入、绩效考核、医保支付等激励约束措施,引导各级各类医疗机构落实功能定位。重点控制三级综合医院数量和规模,建立以病种结构、服务辐射范围、功能任务完成情况、人才培养、工作效率为核心的公立医院床位调控机制,严控医院床位规模不合理扩张。三级医院重点发挥在医学科学、技术创新和人才培养等方面的引领作用,逐步减少常见病、多发病复诊和诊断明确、病情稳定的慢性病等普通门诊,分流慢性病患者,缩短平均住院日,提高运行效率。对基层中医药服务能力不足及薄弱地区的中医医院应区别对待。支持慢性病医疗机构发展,鼓励医疗资源丰富地区的部分二级医院转型为慢性病医疗机构。

(二) 建立基层签约服务制度

通过政策引导,推进居民或家庭自愿与签约医生团队签订服务协议。签约医生团队由二级以上医院医师与基层医疗卫生机构的医务人员组成,探索个体诊所开展签约服务。签约服务以老年人、慢性病和严重精神障碍患者、孕产妇、儿童、残疾人等为重点人群,逐步扩展到普通人群。明确签约服务内容和签约条件,确定双方责任、权利、义务及其他有关事项。根据服务半径和服务人口,合理划分签约医生团队责任区域,实行网格化管理。签约医生团队负责提供约定的基本医疗、公共卫生和健康管理服务。规范签约服务收费,完善签约服务激励约束机制。签约服务费用主要由医保基金、签约居民付费和基本公共卫生服务经费等渠道解决。签约医生或签约医生团队向签约居民提供约定的基本医疗卫生服务,除按规定收取签约服务费外,不得另行收取其他费用。探索提供差异性服务、分类签约、有偿签约等多种签约服务形式,满足居民多层次服务需求。慢性病患者可以由签约医生开具慢性病长期药品处方,探索多种形式满足患者用药需求。

(三) 推进医保支付制度改革

按照分级诊疗工作要求,及时调整完善医保政策。发挥各类医疗保险对医疗服务供需双方的引导作用和对医疗费用的控制作用。推进医保支付方式改革,强化医保基金收支预算,建立以按病种付费为主,按人头付费、按服务单元付费等复合型付费方式,探索基层医疗卫生机构慢性病患者按人头打包付费。继续完善居民医保门诊统筹等相关政策。完善不同级别医疗机构的医保差异化支付政策,适当提高基层医疗卫生机构医保支付比例,对符合规定的转诊住院患者可以连续计算起付线,促进患者有序流动。将符合条件的基层医疗卫生机构和慢性病医疗机构按规定纳入基本医疗保险定点范围。

(四) 健全医疗服务价格形成机制

合理制定和调整医疗服务价格,对医疗机构落实功能定位、患者合理选择就医机构形成有效的激励引导。根据价格总体水平调控情况,按照总量控制、结构调整、有升有降、逐步到位的原则,在降低药品和医用耗材费用、大型医用设备检查治疗价格的基础上,提高体现医务人员技术劳务价值的项目价格。理顺医疗服务比价关系,建立医疗服务价格动态调整机制。

(五) 建立完善利益分配机制

通过改革医保支付方式、加强费用控制等手段,引导二级以上医院向下转诊诊断明确、病情稳定的慢性病患者,主动承担疑难复杂疾病患者诊疗服务。完善基层医疗卫生机构绩效工资分配机制,向签约服务的医务人员倾斜。

(六) 构建医疗卫生机构分工协作机制

以提升基层医疗卫生服务能力为导向,以业务、技术、管理、资产等为纽带,探索建立包括医疗联合体、对口支援在内的多种分工协作模式,完善管理运行机制。上级医院对转诊患者提供优先接诊、优先检查、优先住院等服务。鼓励上级医院出具药物治疗方案,在下级医院或者基层医疗卫生机构实施治疗。对需要住院治疗的急危重症患者、手术患者,通过制定和落实入、出院标准和双向转诊原则,实现各级医疗机构之间的顺畅转诊。基层医疗卫生机构可以与二级以上医院、慢性病医疗机构等协同,为慢性病、老年病等患者提供老年护理、家庭护理、社区护理、互助护理、家庭病床、医疗康复等服务。充分发挥不同举办主体医疗机构在分工协作机制中的作用。

四、组织实施

(一) 加强组织领导

分级诊疗工作涉及面广、政策性强,具有长期性和复杂性,地方各级政府和相关部门要本着坚持不懈、持之以恒的原则,切实加强组织领导,将其作为核心任务纳入深化医药卫生体制改革工作的总体安排,建立相关协调机制,明确任务分工,结合本地实际,研究制定切实可行的实施方案。

(二) 明确部门职责

卫生计生行政部门(含中医药管理部门)要加强对医疗机构规划、设置、审批和医疗服务行为的监管,明确双向转诊制度,优化转诊流程,牵头制定常见疾病入、出院和双向转诊标准,完善新型农村合作医疗制度支付政策,指导相关学(协)会制定完善相关疾病诊疗指南和临床路径。发展改革(价格)部门要完善医药价格政策,落实分级定价措施。人力资源社会保障部门要加强监管,完善医保支付政策,推进医保支付方式改革,完善绩效工资分配机制。财政部门要落实财政补助政策。其他有关部门要按照职责分工,及时出台配套政策,抓好贯彻落实。

(三) 稳妥推进试点

地方各级政府要坚持从实际出发,因地制宜,以多种形式推进分级诊疗试点工作。2015年,所有公立医院改革试点城市和综合医改试点省份都要开展分级诊疗试点,鼓励有条件的省(区、市)增加分级诊疗试点地区。以高血压、糖尿病、肿瘤、心脑血管疾病等慢性病为突破口,开展分级诊疗试点工作,2015年重点做好高血压、糖尿病分级诊疗试点工作。探索结核病等慢性传染病分级诊疗和患者综合管理服务模式。国家卫生计生委要会同有关部门对分级诊疗试点工作进行指导,及时总结经验并通报进展情况。

(四) 强化宣传引导

开展针对行政管理人员和医务人员的政策培训,把建立分级诊疗制度作为履行社会责任、促进事业发展的必然要求,进一步统一思想、凝聚共识,增强主动性、提高积极性。充分发挥公共媒体作用,广泛宣传疾病防治知识,促进患者树立科学就医理念,提高科学就医能力,合理选择就诊医疗机构。加强对基层医疗卫生机构服务能力提升和分级诊疗工作的宣传,引导群众提高对基层医疗卫生机构和分级诊疗的认知度和认可度,改变就医观念和习惯,就近、优先选择基层医疗卫生机构就诊。

附件:分级诊疗试点工作考核评价标准

国务院办公厅

2015 年 9 月 8 日

附件:

分级诊疗试点工作考核评价标准

到 2017 年,分级诊疗试点工作应当达到以下标准:

一、基层医疗卫生机构建设达标率≥95%,基层医疗卫生机构诊疗量占总诊疗量比例≥65%;

二、试点地区 30 万以上人口的县至少拥有一所二级甲等综合医院和一所二级甲等中医医院,县域内就诊率提高到 90% 左右,基本实现大病不出县;

三、每万名城市居民拥有 2 名以上全科医生,每个乡镇卫生院拥有 1 名以上全科医生,城市全科医生签约服务覆盖率≥30%;

四、居民 2 周患病首选基层医疗卫生机构的比例≥70%;

五、远程医疗服务覆盖试点地区 50% 以上的县(市、区);

六、整合现有医疗卫生信息系统,完善分级诊疗信息管理功能,基本覆盖全部二、三级医院和 80% 以上的乡镇卫生院和社区卫生服务中心;

七、由二、三级医院向基层医疗卫生机构、慢性病医疗机构转诊的人数年增长率在 10% 以上;

八、全部社区卫生服务中心、乡镇卫生院与二、三级医院建立稳定的技术帮扶和分工协作关系;

九、试点地区城市高血压、糖尿病患者规范化诊疗和管理率达到 40% 以上;

十、提供中医药服务的社区卫生服务中心、乡镇卫生院、社区卫生服务站、村卫生室占同类机构之比分别达到 100%、100%、85%、70%,基层医疗卫生机构中医诊疗量占同类机构诊疗总量比例≥30%。

附录 3

国家卫生和计划生育委员会关于推进
医疗机构远程医疗服务的意见

中华人民共和国国家卫生和计划生育委员会

国卫医发〔2014〕51号

各省、自治区、直辖市卫生厅局（卫生计生委），新疆生产建设兵团卫生局：

　　为推动远程医疗服务持续健康发展，优化医疗资源配置，实现优质医疗资源下沉，提高医疗服务能力和水平，进一步贯彻落实《中共中央　国务院关于深化医药卫生体制改革的意见》，现就推进医疗机构远程医疗服务提出以下意见：

一、加强统筹协调，积极推动远程医疗服务发展

　　地方各级卫生计生行政部门要将发展远程医疗服务作为优化医疗资源配置、实现优质医疗资源下沉、建立分级诊疗制度和解决群众看病就医问题的重要手段积极推进。将远程医疗服务体系建设纳入区域卫生规划和医疗机构设置规划，积极协调同级财政部门为远程医疗服务的发展提供相应的资金支持和经费保障，协调发展改革、物价、人力资源社会保障等相关部门，为远程医疗服务的发展营造适宜的政策环境。鼓励各地探索建立基于区域人口健康信息平台的远程医疗服务平台。

二、明确服务内容，确保远程医疗服务质量安全

（一）远程医疗服务内容

　　远程医疗服务是一方医疗机构（以下简称邀请方）邀请其他医疗机构（以下简称受邀方），运用通讯、计算机及网络技术（以下简称信息化技术），为本医疗机构诊疗患者提供技术支持的医疗活动。医疗机构运用信息化技术，向医疗机构外的患者直接提供的诊疗服务，属于远程医疗服务。远程医疗服务项目包括：远程病理诊断、远程医学影像（含影像、超声、核医学、心电图、肌电图、脑电图等）诊断、远程监护、远程会诊、远程门诊、远程病例讨论及省级以上卫生计生行政部门规定的其他项目。

（二）遵守相关管理规范

　　医疗机构在开展远程医疗服务过程中应当严格遵守相关法律、法规、信息标准和技术规范，建立健全远程医疗服务相关的管理制度，完善医疗质量与医疗安全保障措施，确保医疗质量安全，保护患者隐私，维护患者合法权益。非医疗机构不得开展远程医疗服务。

三、完善服务流程，保障远程医疗服务优质高效

（一）具备基本条件

医疗机构具备与所开展远程医疗服务相适应的诊疗科目及相应的人员、技术、设备、设施条件，可以开展远程医疗服务，并指定专门部门或者人员负责远程医疗服务仪器、设备、设施、信息系统的定期检测、登记、维护、改造、升级，确保远程医疗服务系统（硬件和软件）处于正常运行状态，符合远程医疗相关卫生信息标准和信息安全的规定，满足医疗机构开展远程医疗服务的需要。

（二）签订合作协议

医疗机构之间开展远程医疗服务的，要签订远程医疗合作协议，约定合作目的、合作条件、合作内容、远程医疗流程、双方权利义务、医疗损害风险和责任分担等事项。

（三）患者知情同意

邀请方应当向患者充分告知并征得其书面同意，不宜向患者说明的，须征得其监护人或者近亲属书面同意。

（四）认真组织实施

邀请方需要与受邀方通过远程医疗服务开展个案病例讨论的，需向受邀方提出邀请，邀请至少应当包括邀请事由、目的、时间安排，患者相关病历摘要及拟邀请医师的专业和技术职务任职资格等。受邀方接到远程医疗服务邀请后，要及时作出是否接受邀请的决定。接受邀请的，须告知邀请方，并做好相关准备工作；不接受邀请的，及时告知邀请方并说明理由。

受邀方应当认真负责地安排具备相应资质和技术能力的医务人员，按照相关法律、法规和诊疗规范的要求，提供远程医疗服务，及时将诊疗意见告知邀请方，并出具由相关医师签名的诊疗意见报告。邀请方具有患者医学处置权，根据患者临床资料，参考受邀方的诊疗意见作出诊断与治疗决定。

（五）妥善保存资料

邀请方和受邀方要按照病历书写及保管有关规定共同完成病历资料，原件由邀请方和受邀方分别归档保存。远程医疗服务相关文书可通过传真、扫描文件及电子签名的电子文件等方式发送。

（六）简化服务流程

邀请方和受邀方建立对口支援或者其他合作关系，由邀请方实施辅助检查，受邀方出具相应辅助检查报告的，远程医疗服务流程由邀请方和受邀方在远程医疗合作协议中约定。

（七）规范人员管理

医务人员向本医疗机构外的患者直接提供远程医疗服务的，应当经其执业注册的医疗机构同意，并使用医疗机构统一建立的信息平台为患者提供诊疗服务。

四、加强监督管理，保证医患双方合法权益

（一）规范机构名称

各级地方卫生计生行政部门要加强对远程医疗服务的监督管理。未经我委核准，任何开展远程医疗服务的医疗机构，不得冠以"中国"、"中华"、"全国"及其他指代、暗含全国

或者跨省(自治区、直辖市)含义的名称。

(二) 控制安全风险

医疗机构在开展远程医疗服务过程中,主要专业技术人员或者关键设备、设施及其他辅助条件发生变化,不能满足远程医疗服务需要,或者存在医疗质量和医疗安全隐患,以及出现与远程医疗服务直接相关严重不良后果时,须立即停止远程医疗服务,并按照《医疗质量安全事件报告暂行规定》的要求,向核发其《医疗机构执业许可证》的卫生计生行政部门报告。

(三) 加强日常监管

地方各级卫生计生行政部门在监督检查过程中发现存在远程医疗服务相关的医疗质量安全隐患或者接到相关报告时,要及时组织对医疗机构远程医疗服务条件的论证,经论证不具备远程医疗服务条件的,要提出整改措施,在整改措施落实前不得继续开展远程医疗服务。

(四) 依法依规处理

在远程医疗服务过程中发生医疗争议时,由邀请方和受邀方按照相关法律、法规和双方达成的协议进行处理,并承担相应的责任。医务人员直接向患者提供远程医疗服务的,由其所在医疗机构按照相关法律、法规规定,承担相应责任。医疗机构和医务人员在开展远程医疗服务过程中,有违反《执业医师法》、《医疗机构管理条例》、《医疗事故处理条例》和《护士条例》等法律、法规行为的,由卫生计生行政部门按照有关法律、法规规定处理。

医疗机构之间运用信息化技术,在一方医疗机构使用相关设备,精确控制另一方医疗机构的仪器设备(如手术机器人)直接为患者进行实时操作性的检查、诊断、治疗、手术、监护等医疗活动,其管理办法和相关标准规范由我委另行制定。医疗机构与境外医疗机构之间开展远程医疗服务的,参照本意见执行。执行过程中有关问题,请及时与我委医政医管局联系。

国家卫生和计划生育委员会
2014 年 8 月 21 日

附录 4

卫生部关于加强远程医疗会诊管理的通知

发文单位：卫生部

文　　　号：卫办发〔1999〕第 2 号

发布日期：1999-1-4

各省、自治区、直辖市卫生厅(局)，新疆生产建设兵团及计划单列市卫生局，部有关直属单位：

随着计算机技术、通讯技术、网络技术的发展，各地应用计算机网络进行异地医疗咨询的活动日趋增多。由于管理尚不规范，在实际工作中暴露出一些问题。为保证医疗秩序，规范医疗行为，维护医患双方权益，同时提高有限的卫生资源利用效率，满足人民群众日益增长的卫生服务需求，使远程医疗会诊工作健康有序地发展，现将有关要求通知如下：

一、远程医疗会诊系统建设目前尚处在起步阶段，有条件的地方进行试点时，要遵循"统筹规划、加强调控、统一标准、互联互通、分级管理、逐步发展"的原则。通过试点，积累经验，逐步推进。远程医疗会诊工作的开展必须有利于不同地区之间的居民能得到高质量、快捷、便利的医疗咨询服务，提高医疗资源的有效利用率；有利于医疗费用的控制。

二、对远程医疗会诊系统实行分级管理。在一个省、自治区、直辖市范围内建立远程医疗会诊系统与网络管理中心，要报经省级卫生行政主管部门审批；涉及跨省以致全国范围的网络系统及卫星专网要报卫生部主管部门审批；未经我部批准，任何单位所建远程医疗会诊及网络系统，均不得冠以"中国"、"中华"、"全国"或其他暗含跨省、区的名称。

三、远程医疗会诊是应用计算机及网络、通讯技术进行异地医疗咨询活动，属于医疗行为，必须在取得《医疗机构职业许可证》的医疗机构内进行。各级卫生行政部门依据管理权限，审定入网医疗机构；医疗机构应在能够取得清楚影像资料的条件下，方可开展远程医疗会诊工作。

四、各级卫生行政部门依据管理权限，对提供远程医疗会诊服务的设备与网络设施进行监督管理。各地建立的网络管理中心是为远程医疗会诊提供技术服务的机构，不得从事医疗咨询活动。有关操作技术人员须经业务培训方能上岗，以确保发出的信息真实、准确。

五、开设远程医疗会诊系统的医疗机构要组织好专科会诊医师。具有副高职称以上的医疗卫生专业技术人员方可利用远程医疗会诊系统提供咨询服务。

六、医疗单位根据病情需要提出远程医疗会诊申请前须向病人或其亲属解释远程医疗会诊的目的，并征得病人及其亲属的同意。会诊后应将会诊结果记入病程记录，并向病人或其亲属通报远程医疗会诊结果。

远程医疗会诊的收费标准由各省级卫生行政部门与物价部门共同制定。

七、会诊医师与申请会诊医师之间的关系属于医学知识的咨询关系,而申请会诊医师与患者之间则属于通常法律范围内的医患关系。对病人的诊断与治疗的决定权属于收治病人的医疗机构。若出现医疗纠纷仍由申请会诊的医疗机构负责。

八、远程医疗会诊网络建设要从实际出发,可在多种途径(电话线,光纤,卫星网等)中选择。凡是选择 Ku 频段医疗卫生卫星通讯专用网或卫星通讯进行远程医疗会诊的单位,须向卫生部信息化工作领导小组办公室提出申请。

远程医疗会诊在我国尚处于起步阶段,请各有关单位将在开展远程医疗会诊服务中的问题和意见及时上报卫生部医政司和信息化工作领导小组办公室。

卫生部

参考文献

1. Age-Related Eye Disease Study Research Group. A randomized, placebo-controlled, clinical trial of high-dose supplementation with vitamins C and E, beta carotene, and zinc for age-related macular degeneration and vision loss: AREDS report number 8. Arch ophtalmol, 2001, 119 (10): 1417-1437.

2. American Telemedicine Association. Telehealth practice recommendations for diabetic retinopathy. Second Edition. Telemed J E Health, 2011, 17 (10): 814-837.

3. American Academy of Ophthalmology retina/Vitreous Panel. Preferred Practice Pattern® Guideline. Age-related macular degeneration. San Francisco, CA: American Academy of Ophthalmology; 2014. Avalable at: www. aao. org/ppp.

4. Bjorvig S, Johansen MA, Fossen K. An economic analysis of screening for diabetic retinopathy. J Telemed Telecare, 2000, 8 (1): 32-35.

5. Bruce BB, Newman NJ, Perez MA, et al. Non-mydriatic ocular fundus photography and telemedicine: past, present, and future. Neuro ophthalmol, 2013, 37 (2). doi: 10.3109/01658107.2013.773451.

6. Das T, Raman R, Ramasamy K, et al. Telemedicine in diabetic retinopathy: current status and future directions. Middle East Afr J Ophthalmol, 2015, 22 (2): 174-178.

7. Digital Imaging and Communications in Medicine (DICOM) Supplement 91: Ophthalmic Photography Image SOP Classes. Available at: ftp://medical.nema.org/medical/dicom/final/sup91_ft2.pdf

8. Ferraro JG, Pollard T, Muller A, et al. Detecting cataract causing visual impairment using a nonmydriatic fundus camera. Am J Ophthalmol, 2005, 139 (4): 725-726.

9. Ferris FL III, Wilkinson CP, Bird A, et al. Clinical classification of age-related macular degeneration. Ophthalmology, 2013, 120 (4): 844-851.

10. Grosso A, Veglio F, Porta M, et al. Hypertensive retinopathy revisited: some answers, more questions. Br J Ophthalmol, 2005, 89 (12): 1646-1654.

11. Hubbard LD, Brothers RJ, King WN, et al. Methods for evaluation of retinal microvascular abnormalities associated with hypertension/sclerosis in the atherosclerosis risk in communities study. Ophthalmology, 1999, 106 (12): 2269-2280.

12. James M, Turner DA, Broadbent DM, et al. Cost effectiveness analysis for sight-threatening diabetic eye disease. BMJ, 2000, 320 (7250): 1627-1631.

13. Jones S, Edwards RT. Diabetic retinopathy screening: a systematic review of the economic evidence. Diabet Med, 2010, 27 (3): 249-256.

14. Lamirel C, Bruce BB, Wright DW, et al. Quality of non-mydriatic digital fundus photography obtained by nurse practitioners in the emergency department: the FOTO-ED study. Ophthalmology, 2012, 119 (3): 617-624.

15. Li HK, Horton M, Bursell SE, et al. Telehealth practice recommendations for diabetic retinopathy, second edition. Telemed J E Health, 2011, 17 (10): 814-837.

16. Maberly D, Walker H, Koushik A, et al. Screening for diabetic retinopathy in James Bay, Ontario: a cost-

effectiveness analysis. Can Med AssocJ, 2003, 168 (2): 160-164.

17. Ohno-Matsui K, Kawasaki R, Jonas JB, et al. International photographic classification and grading system for myopic maculopathy. Am J Ophthalmol, 2015, 159 (5): 877-883.

18. Robert Quade, Veenu Aulakh. Economis of Screening for Diabetic Retinopathy Using Telemedicine in California's Safety Net // Yogesan K, Goldschmidt L, Cuadros J. Digital Teleretinal Screening. Berlin: Springer, 2012, 147-155.

19. Ross A, Ross AH, Mohamed Q. Review and update of central serous chorioretinopathy. Curr Opin Ophthalmol, 2011, 22 (3): 166-173.

20. Shi L, Wu H, Dong J, et al. Telemedicine for detecting diabetic retinopathy: a systematic review and meta-analysis. Br J Ophthalmol, 2015, 99 (6): 823-831.

21. Shields MB, Spaeth GL. The glaucomatous process and the evolving definition of glaucoma. J Glaucoma, 2012, 21 (3): 141-143.

22. Whited JD, Datta SK, Aiello LM, et al. A modeled economic analysis of a digital teleophthalmology system as used by three federal healthcare agencies for detecting proliferative diabetic retinopathy. Telemed J E Health, 2005, 11 (6): 641-651.

23. Whiting DR, Guariguata L, Weil C, et al. IDF diabetes atlas: global estimates of the prevalence of diabetes for 2011 and 2030. Diabetes Res Clin Pract, 2011, 94 (3): 311-321.

24. Wilkinson CP, Ferris FL, Klein RE, et al. Proposed international clinical diabetic retinopathy and diabetic macular edema disease severity scales. Ophthalmology, 2003, 110 (9): 1677-1682.

25. Williams GA, Scott IU, Haller JA, et al. Single-field fundus photography for diabetic retinopathy screening: a report by the American Academy of Ophthalmology. Ophthalmology, 2004, 111 (5): 1055-1062.

26. Wilson JM, Jungner YG. Principles and practice of mass screening for disease. Bol Oficina Sanit Panam, 1968, 65 (4): 281-393.

27. Wong TY, Mitchell P. Hypertensive retinopathy. N Engl J Med, 2004, 351 (22): 2310-2317.

28. Zimmer-Galler IE, Kimura AE, Gupta S. Diabetic retinopathy screening and the use of telemedicine. Curr Opin Ophthalmol, 2015, 26 (3): 167-172.

29. 李建军, 徐亮, 彭晓燕, 等. 远程眼科单张眼底像质量标准 (征求意见稿). 眼科, 2015, 24 (1): 11-12.

30. 李建军, 徐亮, 彭晓燕, 等. 远程眼科眼底照相机外眼及眼前节像质量标准 (征求意见稿). 眼科, 2015, 24 (2): 136-137.

31. 李建军, 徐亮, 王爽, 等. 北京市社区青光眼筛查模式初步研究. 眼科, 2009, 18 (1): 24-28.

32. 李建军, 徐亮, 王亚星, 等. 青光眼视神经损害的远程筛查标准 (征求意见稿). 眼科, 2015, 24 (3): 152.

33. 李建军, 徐亮. 白内障影响评估的新方式. 眼科, 2009, 19 (2): 76-78

34. 李建军, 徐亮. 青光眼损害程度分期诊断的意义. 眼科, 2014, 23 (1): 6-8.

35. 李建军, 张莉, 彭晓燕. 远程眼科眼底像阅片诊断应注意的问题. 眼科, 2014, 23 (4): 217-220.

36. 李建军. 后囊下型白内障的眼底像特征. 眼科, 2015, 24 (1): 43.

37. 李建军. 在人群中筛查青光眼的意义及实施方案. 眼科, 2014, 23 (1): 71-72.

38. 马英楠, 闫玮玉, 王鑫, 等. 如何用非散瞳眼底照相机照好眼底像. 眼科, 2009, 18 (4): 250.

39. 吴德正. 视网膜的解剖生理 // 李凤鸣. 眼科全书 (上卷). 北京: 人民卫生出版社, 1996: 336.

40. 徐亮, 杨传武 杨桦, 等. 以眼底像模糊程度预测白内障术后视力的研究. 眼科, 2010, 19 (2): 80-82.

41. 徐亮. 青光眼视神经损害的三要素及其盘沿丢失的识别. 中华眼科杂志, 2006, 42 (3): 196-198.

42. 徐亮. 迎接远程眼科及电子健康的发展机遇与挑战. 眼科, 2007, 16 (suppl): 1-4.

43. 徐亮. 识别早期青光眼视神经损害的新概念. 眼科, 2003, 12 (6): 324-326.

44. 杨传武, 徐亮, 王爽, 等. 免散瞳眼底数码照相机筛查白内障需手术者的方法评估. 眼科, 2010, 19 (1): 46-49.

45. 中华医学会眼科学分会眼底病学组 . 我国糖尿病视网膜病变临床诊疗指南(2014 年). 中华眼科杂志,2014,50(11):851-865.

46. 中华医学会眼科学分会眼底病学组中国老年性黄斑变性临床指南与临床路径制定委员会 . 中国老年性黄斑变性临床诊断治疗路径 . 中华眼底病杂志,2013,29(4):343-355.

47. 徐亮,李建军 . 互联网医疗是眼科发展不容忽视的机遇 . 眼科,2015,24(4):217-219.

48. 苏炳男,李建军,徐亮,等 . 远程眼科阅片服务中基层医院上传图像的质量评估分析 . 眼科,2015,24(4):230-233.

49. 张琪,李建军,苏炳男,等 . 远程眼科阅片筛查疾病谱初步分析 . 眼科,2015,24(4):220-225.

50. 刘丽娟,李建军,伍曲,等 . 远程眼科视频会诊疾病构成比初步分析 . 眼科,2016,25(1):9-12.

51. 李建军,徐亮,路从磊,等 . 远程眼科阅片及时性及阅片报告详细性的初步研究 . 眼科,2016,25(1):13-17.

52. Panwar N,Huang P,Lee J,et al. Fundus photography in the 21st century-a review of recent technological advances and their implications for worldwide healthcare. Telemed J E Health,2015 Aug 26.[Epub ahead of print].

致　谢

首都医科大学附属北京同仁医院、北京市眼科研究所的远程眼科项目长期以来得到了科技部、北京市科委、北京市卫生计生委的多项研究基金资助，得到了北京大恒普信医疗有限公司、北京远程视界有限公司以及北京天明公司在软件开发建设、远程医疗运营等方面的大力支持，特此表示感谢！

本书中的部分患者图片资料来自下列医院（按医院名称的音序排序）远程传输的阅片图像，特此对这些医院的眼科医师及图像采集者表示感谢！

安徽省亳州市华佗中医院　　　　　　黑龙江省哈尔滨市焦视眼科医院
北京炼焦化学厂医院　　　　　　　　黑龙江省鹤岗市中医院
北京同仁福康医院　　　　　　　　　湖南省浏阳市眼科医院
贵州省赤水市人民医院　　　　　　　湖南省浏阳市中医院
贵州省习水县医院　　　　　　　　　江苏省丰县人民医院
河北省泊头市医院　　　　　　　　　江苏省赣榆县人民医院
河北省邯郸爱眼医院　　　　　　　　江西省赣州市启明星眼科医院
河北省衡水市复明眼科医院　　　　　辽宁省人民医院
河北省晋州市中医院　　　　　　　　内蒙古杭锦后旗医院
河北省隆化县中医院　　　　　　　　内蒙古喀喇沁旗医院
河北省平泉县医院　　　　　　　　　内蒙古宁城县中心医院
河北省蔚县医院　　　　　　　　　　内蒙古自治区磴口县人民医院
河北省无极县医院　　　　　　　　　山东省无棣县中医院
河北省辛集复明医院　　　　　　　　山东省夏津县人民医院
河北省玉田市眼耳鼻喉医院　　　　　山东省济宁鱼台人民医院
河北医科大学附属第一医院　　　　　山东省巨野县中医院
河南省安阳钢铁职工总医院　　　　　山东省文登市人民医院
河南省洛阳市解放军 150 医院　　　　山东省海阳市中医院
河南省濮阳市第二人民医院　　　　　山西平遥县人民医院
河南省杞县医院　　　　　　　　　　山西省左权县人民医院
河南省西平县医院　　　　　　　　　山西省太原市古交中心医院
河南省新郑市八千中心卫生院　　　　山西省忻州市中医医院
河南省郸城县人民医院　　　　　　　山西省阳高县人民医院

山西省永济市人民医院　　　　　天津市北辰区人民医院
山西省万荣县人民医院　　　　　新疆生产建设兵团第五师医院
陕西省神木县人民医院　　　　　浙江省乐清市第三人民医院